病と癒しの文化史

東南アジアの医療と世界観

目次

1 歴史の愉しみ

歴史と想像力

「歴史に「もし」は禁句だ」といわれるように、歴史学は原則として、過去の事実に反する仮定のことがらを研究の対象とはしない。というのも、歴史は二度とあと戻りすることのない(非可逆的な)時間の流れのうえで展開する、という考えが歴史学の前提となっているからである。つまり、すでにおこってしまったことは変更の余地がないのである。それでは、歴史に「もし」は本当に不必要で、あってはならないものなのだろうか。私は必ずしもそうは思わないし、むしろ、「もし」という仮定もふくめて、もっと想像力をはたらかせてもよいのではないか、と考えている。それはつぎのような理由による。

まず、私たちは過去の歴史を再構成するために、できるかぎりの記録を参考にする。しかし、どれほどくわしい記録があったとしても、そこから得られる情報は、その時代の人びとの行動や思考全体からみれば、ごく一部にすぎない。しかも、記録に書かれていることが「真実」であるという保証はどこにもない。このような不確かな条件のもとで歴史家は、あたかも数片のかけらから、大きな土器を復元したり、あるいは数個の礎石から大寺院の構造を復元するように、断片的な情報から、ある時代のある社会を、ひとつのまとまりのある姿として描くこととなる。この「まとまりのある姿」をここでは、歴史像とよぶことにしよう。このさい、なんらかの「見通し」、あるいは設計図のようなものが私たちの頭になければ復元作業は不可能である。しかも、歴史家はそれぞれことなる設計図を描いている。それでは、この見通しや設計図はどのようにして描かれるのだろうか。

　歴史家は、直感的にある見通しを得ることもある。また、与えられた情報の空白部分を埋めるために、推理や想像を精一杯はたらかせることもある。このような推理や想像力をここでは、歴史的想像力《ヒストリカル・イマジネーション》とよぶことにしよう。歴史的想像力の根底にあるものは、それぞれの歴史家の歴史観、世界観、価値観、さらには好みやメッセージといった、主観的な要素なのである。これらはまとめて歴史家の「感性」といってもよい。可能なかぎり資料に目をとおし、「事実」に近づく努力をしても、最後にひとつのまとまった歴史像をつくりあげるさいには、程度の差はあっても、このような主観的な要素がはいりこむことは避けられない。したがって、私たちが書いたり読んだりする「歴史」とは、歴史家の目をとおしてつくりあげられた、ひとつの歴史像であり、少なくとも主観的な要素によって再構成された仮説なのである。

とくに一般民衆の歴史を書こうとする場合には、この歴史的想像力が要求される。なぜなら、私たちが見ることのできる資料は、ほとんどの場合、エリートによって書かれていて、民衆がどんな生活をし、何を考えていたか、といったことがらにはあまりふれていないからである。歴史的想像力をはたらかせて、ある時代や事件の歴史像を描いてゆくことは歴史研究の愉《たの》しみであり、歴史書を読む場合の読み手の愉しみでもある。

歴史的想像力をはたらかせるのは、たんに資料の空白部分を埋める、という場合だけではない。たとえば、十九世紀のジャワ農民になったつもりで、「もし」このような状況におかれたら自分ならどのように感じ、行動するだろうか、といった想像や、一種の思考実験もおこなわれる。この本も歴史書である以上、できるかぎり資料にもとづいて過去を再構成しようとするが、資料からわかることには限界がある。そこで私は、右のような想像力や感性をとおして得られた見通しと、記述資料とをつきあわせて、軌道修正や微調整をしながら、東南アジア、とりわけインドネシアの歴史を描いてみたいと思う。

このような方法は一見、科学的ではなく、正しい歴史研究の態度ではないようにみえるかもしれない。しかし、私の経験では、書かれた資料だけに頼るよりは、歴史的想像力や感性をはたらかせたほうが大きな誤りをしないように思える。この点を、なぜヨーロッパ人は十五〜十六世紀に東南アジアにやってくるようになったのか、という問題を例に考えてみよう。

ヨーロッパ人が十五世紀以降東南アジアにやってきたおもな動機は、スパイスや香木に代表される熱帯産の香辛料、金などを手にいれるためである、と説明されることが多い。ここでいうスパイスとは、クローブ(丁子《ちょうじ》)、ナツメグ(ニクズクの種子、つまり仁を乾燥させたもの)およびメイス(ニクズクの種子の種皮を乾燥させたもの)のことで、これらは当時、東インドネシアのバンダ、モルッカ諸島でしか手にはいらないため、非常に高価であった。このほか胡椒《こしょう》、肉《にっ》桂《けい》(シナモン)、白檀《びゃくだん》、竜脳《りゅうのう》、そのほかさまざまな熱帯産品もヨーロッパ人が手にいれようとした高価で貴重な輸入品であった。

これまで、現代の使用方法をもとに考えて、スパイスその他の香辛料は肉の保存や香りづけ、つまり調味料であると暗黙のうちに理解されてきた。しかし、ここで私たちが当時のヨーロッパ人になったつもりで、想像力をはたらかせて考えてみよう。十六世紀の初めにヨーロッパ人が東南アジアへやってきて直接買いつけ、ヨーロッパ市場に大量に出回るようになる以前、香辛料の価格は、現地からエジプトのカイロに運ばれると約六四倍にもはね上がったのである。カイロからさらにヨーロッパ各地に転売されてゆく過程で、価格はさらに上昇したにちがいない。当時、「胡椒のように高価な」という表現があったように、胡椒は非常に高価なものの代名詞であった。スパイスにいたっては胡椒の二〜三倍もしたのである。

価格の問題だけではない。航海にともなう危険も非常に大きかった。十七〜十八世紀の航海では、難破や航海中の病のことが数多く記録されている。私自身も一九六五年、三万三〇〇〇トンの比較的大きな石油タンカーに乗って日本からクウェートまでインド洋を越えて行ったことがある。マラッカ海峡を通過してインド洋のベンガル湾にはいったとたん、暴風雨にみまわれた。船は小山のような大波にもまれ、今にも船が壊れそうな恐ろしい軋《きし》み音をたてながらベンガル湾を進んだ。私はほとんど生きた心地はしなかった。この状態は、船がインドの南端を通過し、アラビア海にはいるまで数日間続いた。途中で大型の貨物船とすれちがったが、まるで大波にもみくちゃにされている木の葉のようだった。このときの経験から想像すると、かつて香辛料を求めてアラブ、インド、ヨーロッパ方面から東南アジアに、数百トンという現代よりはるかに小さな帆船でやってきたときの危険と恐怖は、今日とは比較にならないほど大きかったにちがいない。

　多くの人の手をへて、長い年月と難破や海賊による襲撃、病など航海にともなう危険を冒して東南アジアから地中海まで運ばれたことを考えれば、香辛料がこのように高価な商品になるのは当然である。だからこそ商人たちは危険を冒してまでも東南アジアに来たのだろう。そうだとすれば、当時のヨーロッパ人は、本当に肉に香りをつけるためだけに、高いお金を払って香辛料を買い求めたのだろうか。ヨーロッパには臭みを消して香りをつける、あるいは防腐《ぼうふ》効果がある薬草(たとえばセージ)があったはずである。少し想像力をはたらかせれば、このような疑問がわいてくるにちがいない。

『南海香薬譜』を著わした香料研究の大家、山田憲太郎氏も、当時のヨーロッパ人が、なぜ熱狂的に香辛料を求めたのか、という疑問を投げかけ、つぎのように説明している。香辛料は肉や魚の保存、調味料として用いられたことはまちがいないが、貴重な薬としても熱狂的に求められた。まず胡椒は鎮痛、解《げ》熱《ねっ》剤として、丁子は胃腸・肝臓病、歯痛の鎮痛剤として、ニクズクは胃腸、肝臓に、そして肉桂は内臓諸器官を温める薬として用いられていたし、これらはいずれも強壮剤、消化促進剤、食欲増進剤としても用いられた。丁子は、これらの目的にくわえて催淫《さいいん》剤としてヨーロッパ人に強く求められていたのである。

興味深いことに、中世から近世の初めまで悪疫《あくえき》と伝染病(とくにペスト)に悩まされていたヨーロッパ人は、その原因が悪い風と悪臭にあり、その悪臭を消すには刺激の強いものが必要であると考えたようである。胡椒は防腐剤としてもっとも効くと信じられていたため、ある町が疫病《えきびょう》に襲われると、町全体に胡椒をまいたり、要所では焚《た》いたりしたという。なお、近世初期の中国や日本では、これらの香辛料はもっぱら薬品として用いられ、調味料としてはあつかわれていなかった。現在では薬として認識されていない、東南アジアから輸出された多くの熱帯産品は、当時は薬あるいは「薬味」として求められたのである。食品は食品、薬は薬、というふうに分けてしまうこと自体が、ある意味で「近代人」に特有の考え方なのである。

私たちが香辛料とよびならわしている熱帯産品が純粋に調味料や嗜好品《しこう》として使われるようになるのはずっとあとのことである。たとえば、白檀でさえ、たんに香りを楽しむための香木としてではなく、非常に高価な薬(発汗・利尿、抗鬱剤《こううつ》)であった。いずれにしても、十五〜十七世紀当時、ヨーロッパ人が危険を冒してまでも大西洋、インド洋を渡って東南アジアにやってきた重要な動機のひとつは、健康と命を守り、生命力を高めてくれると信じていた熱帯産品を手にいれるためであった、と考えるほうが納得できる。

以上のことは専門家のあいだではよく知られていることではあるが、うっかりするとみすごしてしまう問題である。そして、もし私たちがこのように想像力をはたらかせるならば、香辛料をめぐる交易の背後にある、当時のヨーロッパ社会の一面をかいまみることができる。いずれにしても、「通説」や「常識」として語られている説明を自分なりに問いなおし、想像力をはたらかせて考えれば歴史はおもしろくなり、歴史の理解が深まるにちがいない。

病——歴史を突き動かすもの

これまでの歴史では、王朝の興亡、独立、戦争、革命、英雄や偉大な思想家・芸術家の活躍などがおもなテーマだった。これらは、「王朝交替史」あるいは「事件史」といえる。そこでは英雄やエリートが主役を演ずることが多い。また、それぞれの時代を特徴づける政治や経済制度など、いわば天下国家にかかわる問題も重要なテーマとしてあつかわれてきた。これらもまた、エリート中心の歴史である。それでは、人口の大部分を占めていたごく普通の人びと(民衆や大衆といいかえてもよい)、つまり、エリートではない人びとの歴史はどのように描いたらよいのだろうか。これがこの本のねらいのひとつである。

歴史のテーマは歴史家の関心や興味にしたがって選ばれるもので、何を選んでもかまわない。さらに、あるテーマのほうがほかのテーマより重要であるとか高級であるということは簡単にいえない。この本は、もし、「人びとが病をどのように感じ、どのように癒《いや》していたか、という観点から東南アジアの歴史をみたら、それはどのようにみえるだろうか」という私の関心にもとづいている。いいかえると、人びとはどのようにして病(したがってその延長上にある「死」)から身を守り、命をつないできたか、つまり「病と癒し」という観点から東南アジアの歴史をみることがテーマである。東南アジアの歴史にかんするかぎり、病そのもの、あるいは医療そのものを描いた歴史はそれほどめずらしくないが、病と癒しをとおして歴史一般をみる、という歴史の書物はほとんどない。そこで、このような視点から歴史をみることにどんな意味があるのか、ということから考えてみよう。

病の文化史研究家、立川昭二氏がペストの資料収集のためにヨーロッパ各地を訪ね歩いていたさなか、ピサの埋葬場で、あるいはオーストリアの田舎町のペスト供養《くよう》塔の前で、氏の心にふと浮かんだのは、鴨長明《かものちょうめい》の『方丈記《ほうじょうき》』のつぎの一節であったという。

乞食《こつじき》、路のほとりに多く

愁へ悲しむ声耳に満てり

中世のヨーロッパは、ペストを筆頭につぎつぎと襲いかかる疫病で多くの人びとが死んでいった、文字どおり死臭ただよう凄惨《せいさん》な光景におおわれていた。帰国後立川氏は、なぜヨーロッパの町で、不意に『方丈記』の一節がよみがえってきたかを考えたすえ、歴史家にとってのっぴきならない問いを発し、そして自らそれに答えている。少し長い引用となるが、重要な記述をふくんでいるので、その部分を抜き出しておこう。

ときに源平争乱の渦中、貴族の世から武家の世へと時代が大きく転向していくさなか、その「世の中の有様」を冷酷なまなざしで観照し、一管の筆にそれを託したとき、鴨長明は、とりわけ政治的関心の強い男長明は、なぜ政権の交替、戦乱の帰趨《きすう》など、天下国家のことに一言もふれず、あえて火災、地震、大風そして飢餓《きが》などに目を向けたのか――。

保元・平治の乱、頼朝挙兵、平家滅亡……あるいは彼自身がまきこまれていた宮廷サロンの盛衰を、なぜこうもあっさりと黙殺したのか。そして、なぜ、「樋口富の小路とかや、舞人を宿せる借家より出」た火で、京都が三分の一も焼け落ちたとか、辻風が吹いて、不具になった人がたくさんでたとか、地震で堂舎塔廟がたおれ、そのとき築地がくずれて、ひとりの子供が下敷きになり、「平にうちひさがれて、二つの目など一寸ばかりずつうち出されるを、父母かかへて、声を惜しまず悲し」んだ、などといったことを、なぜこうも執拗に書きこんでいったのか。

それは「世の不思議」「めずらかなりし事」だから記したのだろうか、そうではない。天変地変の自然観察か、社会混乱世情ルポか、そうではない。そうではなくて、こうした「国々の民」の生き死にこそ、歴史というものをつき動かしていく根源であることを、長明は冷たい目で見すえ、そして声をひそめて語ろうとしたのである。〔立川『病と人間の文化史』三七ページ〕

立川氏はさらに、『方丈記』の記述を引用したあと、「歴史をつくってきたもの、いわば歴史の実在」は、「数も知らぬ」これら「餓え死ぬるもののたぐひ」

ではなかったか、とも述べている。氏のなげかけたのっぴきならない問いとは、「歴史の実在とは何か」という、普通はあえて問われることがない(あるいは問うことがタブーと考えられている)根源的な問題である。氏によれば、歴史をつくってきたもの、いわば歴史の実在は、天下国家の一大事や宮廷そのほか権力者たちの動向ではなく、「数も知らぬ」「餓え死ぬるもののたぐひ」の「生き死に」の問題である。氏が文化史という立場にたっている、という点を差し引いても、これはかなり鋭い指摘といわねばならない。

歴史をつくってきたもの、「歴史の実在」が何であるかを簡単に決めつけることはできない。なぜなら、それはそれぞれの歴史家の歴史観や世界観によってことなるからである。しかし、この問いは、もっと現実的で切実な問題として、つぎのような問いかけをもふくんでいる。つまり、結局のところ歴史家は歴史を描くことによって何を明らかにしようとしているのか、何を伝えたいのか、という問題である。ある歴史家は、政治史を歴史の中心であると考え、ほかの歴史家は経済史こそ歴史の核と考えるかもしれない。どのような立場をとるにしても、歴史家は自分が描こうとする歴史を正当化する根拠を何かもっているはずである。

もっとも私も、個人であれ国家や民族であれ、人びとが生き延びること、生存を確保しようとすることが歴史を突き動かしてきたもっとも重要な要因であると主張するつもりはない。さらに、病と癒しこそ、生存にとってもっとも中心的な課題であると考えているわけでもない。なぜなら人びとは、飢えや寒さから身を守るために食糧やそのほか必要な物を生産すること(経済活動)や、外部の攻撃から生命や財産を守るために組織をつくり軍事力をもつこと(政治)によっても、生存の可能性を高めようとするからだ。

しかし「病と癒し」は、好事家《こうず》の気まぐれ、あるいは、取るに足りないテーマであるとも考えていない。少なくともそれが、独立して取りあげる価値があるひとつの歴史のテーマであることはまちがいない。さらに、病と癒しの歴史は、これまでの伝統的な東南アジアの歴史ではほとんどかえりみられることのなかった、人びとの生活のさまざまな側面や社会の変化をも明らかにしてくれる可能性がある。この点もふくめて、病の問題が歴史を理解するうえでどんな意味をもつのかを考えてみよう。

社会をうつす病

まず、病はたんに健康上の問題にとどまらず、その延長線上に「死」をふくんでいる。これは、人間の存在そのものに直接かかわる根源的な問題である、という意味で、私たちひとりひとりにとって、もっとも切実で重要な関心事のひとつである。しかも、ある人が何かの病にかかる場合に、その人のそれまでの生活のなかに、原因となるいろいろな条件がある。さらに病は、その人だけのまったくの例外でないかぎり、その時代の自然的・社会的な環境(歴史的条件といいかえてもよい)を反映している。

自然環境のうち気温や気象条件の変化が直接病を発生させることもあるし、それらの変化がまず農作物の収穫に悪い影響をもたらし、つぎに飢餓や栄養失調、さらには病の発生や蔓延《まんえん》をもたらすこともある。社会的な環境の変化もいろいろなかたちで病を発生させる。たとえば、経済発展は住民の栄養状態を改善し、健康を増進したかもしれない。しかし、人口増加、交通網や交通機関の発達は、疫病をより遠くへより速く運ぶ要因ともなる。また、人口が集中する都市が発達すると、多くの場合、衛生状態が悪くなり、病が発生しやすくなる。このような病の発生の具体的な例は、歴史のなかに数多くみいだすことができる。

たとえば、産業革命期のイギリスでは、長時間労働、繊維産業の工場内における高い湿度と高温という健康に悪い環境、非衛生的な住居や飲み水など、劣悪な労働・生活環境のもとで結核が猛威をふるった。同じように、日本の産業革命期にも、『女工哀史《あいし》』に描かれた劣悪な労働環境のもとで、結核が広がった。昭和一〇(一九三五)年から二五(一九五〇)年までの日本人のおもな死因は、結核、肺炎・気管支炎、胃腸炎など、労働条件、栄養状態、衛生状態の悪さを反映した病気であった。しかし、現在ではガン、脳血管疾患(脳卒中)、心疾患(心臓病)などの、いわゆる成人病がおもな死因となっている。これらに続いて、事故、自殺など不慮の死も増えつつある。また、死には直接結びつかないかもしれないが、現代では心の病も深刻な病気となりつつある。死因にみられるこのような変化は、明らかに日本社会の変化を反映しているのである。

これらの例からわかるように、病の発生は、細菌やウイルスといった病原菌の作用による、純粋に病理学的な現象であるとともに、優れて歴史的な現象でもある。したがって、どのような病がある地域で流行していたかを調べることによって、その地域で何が生じていたかを、普通の歴史記述とはことなった視点からみることができる。第五章以降でくわしくみるように、インドネシアにおける森林の伐採、耕地の拡大などの開発、都市や交通網の発達は、住民の生活環境を変化させ、これが人びとの健康に大きな影響を与えていった。このような過程もまた、歴史の重要な側面である。

ところで病は、その時代の社会的・文化的状況のもとで、特別な意味づけがなされる。たとえば、中世のヨーロッパではハンセン病(癩《らい》病)は「神の罰」と考えられ偏見をもってみられた。戦前の日本では、結核は「死にいたる病」とみなされたのである。現在では結核に代わってガンが「死にいたる病」とみなされている。そして、エイズは「死にいたる病」であると同時に、かつてのハンセン病のように、ほかの病とはことなる、独特の意味づけをされている。これらの意味づけの背後には、ほとんどつねに、その時代の宗教的または文化的な要素が関係している。しかしこれらの病にも、将来治療法が確立し、社会の文化や価値観が変われば、現在とはことなる意味づけがおこなわれるだろう。この点でも、病は歴史性を色濃く帯びているといえる。

癒しの歴史と宗教・文化

病の発生が歴史性をもっているように、それにたいする癒しの方法も歴史性をもっている。あらゆる社会は、病にたいする癒しの方法をもっており、それは時代によって変化する。ヨーロッパにおいては、古代・中世をつうじて用いられてきた呪術《じゅじゅつ》や医術が、近世以降しだいに科学的医療へと変化・発展をとげた。東南アジア世界には、土着の癒しの方法にくわえて、インドのアーユル・ヴェーダ、イスラムのアラブ・イスラム医学(ユーナニ医学)、そしておそらくは中国の漢方医学などさまざまな医療体系がもちこまれた。しかし、ヒンドゥー文化やイスラム文化など、いわゆる「大伝統」が東南アジアに伝わったことについて語られるとき、癒しの問題はほとんど無視されてきた。

たとえば、東南アジアの「ヒンドゥー化」の中身として王権思想、ヒンドゥー教、灌漑《かんがい》技術、官僚機構などは取りあげられるが、同時に伝えられたはずの、インドの癒しや健康法についてふれられることはほとんどなかった。同じことは「イスラム化」についてもいえる。しかし、大多数の住民にとっては、宗教教義や王権の概念よりもむしろ、新たな癒しや、病や死にたいする恐怖をやわらげてくれるなんらかの方法のほうが、新たな文化を受けいれるさいの重要な関心事だったのではないだろうか。

宗教と癒しの関係で注意しなければならないことは、宗教そのものがすでに癒しである、という点である。私たちは、癒しというものを、薬、手術、鍼《はり》、灸《きゅう》、マッサージなど体に物理的にはたらきかける具体的な方法を想像しがちである。たしかに、東南アジアはこれらの癒しの方法を受けいれてきた。しかし、人びとが信仰に救いを求め、それによって心が安らぐとすれば、信仰そのものがすでに非常に重要な癒しとなっているのである。したがって、宗教教義の崇《すう》高《こう》な理論はわからなくても、宗教的な祈りやさまざまな儀礼は、立派に人びとの癒しになっていたといえる。

最近では、ストレス、不安、苦悩、悲しみなどの精神的な問題が病の発生に深く関係していること、逆に心の安らぎ(リラックス)、喜び、希望などが病の予防や克服に大きく貢献していることがしだいに明らかになりつつある。これらは私たちにも実感できることである。このように考えると、宗教そのものがもつ癒しの効果をさらに具体的に理解することができる。当時の民衆がヒンドゥーやイスラム文化を受けいれた重要な動機のひとつが、新たな癒しにたいする期待であったことをしめす直接の証拠があるわけではない。しかし、民衆の立場にたてば、これは十分に想像できることである。

興味深いことに、十六世紀末から十七世紀初頭にかけて東南アジアに布教に来たヨーロッパ人宣教師たちは、自分たちは実際に人の命を救うことはできないが、疫病の流行は住民をキリスト教徒に改宗するまたとない機会を提供してくれた、と繰り返し述べている。これは、東南アジアにおいてキリスト教が広まった過程と癒しとの関連をよくあらわしている。東南アジア史の大家であるアンソニー・リード氏は、もし、病にたいする回答をもっていなければ、新しい宗教が栄えることはできなかったであろうと述べているが、私もこの考えに賛成である。

歴史との直接的な関係はやや薄くなるが、病をどのように受けとめ、どのように癒すか、という形式や方法をとおして、それぞれの社会の文化的な特徴や背景を、今までにない視点から考えることができる。たとえば現在、バリ島の人びとの生活においてもっともきわだった特徴の大部分、つまり寺院、供物《くもつ》、ダンス、儀礼などは、そもそも過去に天然痘《てんねんとう》やペストなどの病によってたくさんの命が奪われた経験や認識に起源をもち、病におびえ、あるいは実際に直面した場合に、人びとの平安を維持するという役割をはたしてきたようである。また、これらの施設や行為が、癒しそのものを目的としている場合も多い。

このように考えると、私たちが一般に伝統文化あるいは伝統行事とよんでいるもののある部分、それもかなり中心的な部分は、病と癒しに関連していることがわかる。これはバリ島だけではない。たとえば日本においても、京都の祇《ぎ》園《おん》祭の起源が疫病退散のための儀礼であったことはよく知られているし、そのほかの伝統行事や儀礼が無病息災祈願であることはいまさら説明するまでもない。これらの儀礼、行事の形態、病気の意味づけがどのように変化したかを知ることができれば、その社会の文化史を今までより広く、深く理解することができるだろう。ここまで私は、癒しと文化および宗教とが深いところで関連していることを述べてきたが、それはなぜだろうか。

すでに述べたように、あらゆる社会にはその社会固有の癒しの方法があり、その前提として、なぜ人は病になるのか、という病気の原因論や意味論がある。今日ほど病気の原因が科学的に解明されておらず、治療法も発達していなかったころ、病も癒しも人間の知恵や能力を超えた「大きな存在」、つまり「神」や精霊(とくに悪霊《あくりょう》)のしわざであると考えられることが多かった。このため、癒しには、祈りや儀礼など宗教的色彩を帯びた行為が重要な役割をはたしてきた。もっとも、医学がかなり発達した現代においても、すべての病が解明され、治療できるようになったわけではないし、最終的には「死」から逃れられるようになったわけではない。したがって、私たちひとりひとりにとって、病や死の問題から宗教的な要素がまったくなくなってしまったわけではない。

宗教の問題は別にしても、医療とはもともと、人間の命や体をどのように考え、人間という存在を宇宙のなかでどのように位置づけるのかといった、価値体系や観念的世界(身体観、生命観、世界観、宇宙観などをふくむ)と密接に関連し、セットとなっており、文化の核を構成する要素でもある。このように考えると、新しい癒しの体系（病の解釈と治療法）を受けいれるということは、単純に医療技術の導入だけではなく、多くの場合、新しい価値観や文化を受けいれることでもある。このため、新しい癒しの体系がもちこまれるとき、そのまま抵抗なく受けいれられることもあるが、受けいれる側の社会から拒絶されたり反発を受けたり、部分的な修正をせまられることもめずらしくない。

西欧医学と近代化

この本がおもにあつかう十九世紀後半から一九一〇年ころまでの時代には、オランダ植民地政府がインドネシアに、いわゆる西欧医学を組織的に、ときには強制的に導入した時期であった。このとき、住民からは反発、無視・無関心、受容などさまざまな反応があらわれた。西欧医学にたいする否定的な反応は、一方で植民地権力の強引なやり方にたいする反発という側面があったことは否定できない。しかしそれだけでなく、こうした反発の背後には、医療に象徴されるヨーロッパの文化価値体系と、住民のそれとの衝突という側面もふくまれていた。他方、とまどいながらも住民が西欧医学の有効性を認めて受けいれていった場合もあった。こうしたふたつの局面は、西欧文化にたいするインドネシア住民の葛藤《かっとう》を反映している。

医療は人の命を左右する手段であるため、それを手にする者に大きな影響力を与えることがある。それは、あるときには宗教指導者であり、あるときには医療システムを支配している集団あるいは体制である。オランダ植民地政府がおこなった医療行政が、インドネシアの植民地統治の歴史においてどのような役割をはたしたかについて、これまであまり注目されてこなかった。しかし私は、天然痘やコレラなどの、非常に死亡率が高い伝染病(本来は「感染症」という言葉を使うべきだが、ここでは「伝染病」という日常的な言葉を使う)にたいする植民地政府の対策が、住民を支配するうえで有効な手段としてはたらいたのではないかと考えている。植民地支配と医療との直接の関連はそれほど強くないようにみえるかもしれない。しかし私は、この問題をくわしく検討すると、植民地期および植民地支配の知られざる側面が浮かびあがってくるのではないかと考えている。

なお、医療の問題は、東南アジアをふくめてアジアの西欧化、近代化とも深くかかわっている。日本においても、幕末から明治にかけて「近代化」は、「蘭学《らんがく》」つまりオランダ医学を学ぶことが重要なきっかけとなった。当時の日本人は、とくに外科的な治療において、西欧医学が非常に優れていることに驚いた。明治期にはいり、西欧医学だけが政府公認の「正統医学」として認められ、それまでの「東洋医学」は、法律で定める医療行為としては今日にいたるまで認められていない。日本の場合、政府は西欧医学をたんに医学という領域を越えて、西欧の近代科学、さらに西欧文明の象徴として、その優越性を認めたのである。

日本と同様、東南アジア諸地域でも西欧医学は、西欧文明、「近代化」の窓口として重要な意味をもった。スペインで医学を学んだフィリピンのホセ・リサールをはじめ、ジャワのワヒディン・スディロフソド、チプト・マングンクスモ、「東インド医師養成学校」の生徒など、植民地期のインドネシアで西欧医学を学んだ知識人たちが「近代化」の旗手として活躍したことはよく知られている。もし西欧医学が、命を救ううえで有効性を発揮することができなかったとしたら、アジアにおいてそれが肯定的な意味で「近代化」ないしは「西欧化」の象徴とはならなかっただろう。もっとも、日本がいっきょに西欧医学に傾斜していったのにたいして、十九世紀後半から二十世紀初頭にかけてのインドネシアでは、西欧医学の受容と拒絶の葛藤が強かった。インドネシアの人びとは、自分たちの文化に根ざした癒しの体系を一方で維持しながら、西欧医学の優れた面を長い時間をかけて少しずつ選択してきたようにみえる。

今日、西欧文明は議会制民主主義に代表される政治制度、市場経済や資本主義経済に代表される経済制度、個人主義といった原理や価値を、あたかも世界の普遍的な基準《グローバル・スタンダード》であるかのように主張し、それを非西欧世界におしつけている観がある。政治経済制度とくらべて、医療の問題は小さいかもしれないが、それでも西欧医学が今後も人類の病と癒しの不安に応えてくれるかどうかは、西欧文明にたいする評価と大きくかかわってくるにちがいない。

今日では、西欧医学のもっとも優れた治療方法と考えられてきた分野で、問題がますます深刻になりつつある。たとえば、抗ガン剤や抗生物質の多用による副作用、これまでの薬に抵抗力をもった細菌の出現、手術や放射線などの過剰な適用による弊害、さらにさまざまな医療ミスなどである。その一方で、心と体を切り離して人間の健康や命を考えてきた西欧医学は、さまざまな精神疾患にたいして、あまり有効な治療方法をみいだすことができないでいる。こうして、現代社会は、ますます心の病をかかえた人びとを大量に生みだしつつある。また、心の問題が直接・間接に肉体的な病の原因となることがますます増えているが、これにたいしても西欧医学は得意ではない。

さらに、延命治療をどこまでやるか、脳死や臓器移植をどう考えるか、クローン羊やクローン人間の開発をどうするのか、といった「命」にかんする倫理的・哲学的・宗教的な問題について、いまだ私たちの意見が一致しているわけではない。このため、一方で医療の技術発展をどこまでも推し進めようとする人びとがおり、他方で現在の医療に不信感をいだく人びとがいる。これは、医療という分野にあらわれた、その社会の生命観がゆらいでいることをしめしている。この問題は、私たちひとりひとりの問題でもある。

なお、本書では「インドネシア」という言葉は、ほぼ現代のインドネシア共和国にふくまれる地域、という地理的な意味で使用される。厳密にいえば、植民地期以前、この地域は多数の王国や地域社会からなっていたし、オランダによる植民地期は「オランダ領東インド」というべきであろう。そして「インドネシア」という言葉は、正しくは独立以後についてはじめて使えることになる。しかし、これらの区別を文章のなかでいちいち書き分けることは、かえって説明を複雑にするので、便宜的にインドネシアという言葉でこの地域を表現することにする。また、本書のタイトルにある「癒し」という言葉は、日常的に使われる「治療」あるいは「医療」という言葉とほぼ同じ意味で用いられる。ただしこの言葉には、近代西欧医学の肉体的な治療を中心とした医療とはことなる、人びとや社会に精神的な安らぎ、なぐさめ、納得、充足、安心などを与える呪術的・宗教的・文化的な行為をふくむ総合的な医療という意味がこめられている。

2 インドネシアの伝統的な癒しの世界

私とインドネシアとの出会い

私が最初にインドネシアをおとずれたのは一九七三年七月、つまりオイル・ショックの直前であった。当時は、インドネシアの主要な収入源であった原油価格は低く抑えられており、経済は低迷し、人びとの暮らしはかなり厳しかった。当時のジャカルタでは、目抜き通りのタムリン通りでさえ素足で歩いている人がめずらしくなかった。市内を巡る運河に架かる橋の下にも多くの人が生活していた。しかし、運河の水はよどんで泥のようにみえた。この水を生活水に使っているのだが、よく病気にならないものだという思いでみたことをおぼえている。当時は、インドネシアの経済史を研究するためにオーストラリアへ留学する途中で、のちに病と癒《いや》しについて研究することになるとはまったく考えていなかったが、この光景は強く印象にのこった。

しかし、皮肉にも、私自身が病に冒されることとなった。私はこのとき、ジャカルタの中心部から少し離れた住宅地区のなかにある小さなホテルに滞在していたのだが、うっかり部屋の水道水を飲んでしまった。しばらくして、強烈な腹痛と激しい下痢におそわれた。そして、かなりの熱があり、体中の関節がはずれたような感覚とともに痛みがあり、自由に動くことさえ困難になった。十数年前、西アジアへ旅行したときに経験した症状とまったく同じだった。まちがいなくアメーバ赤痢《せきり》である。原因は明らかに、水道水である。私は手持ちの抗生剤を飲み、脱水症を予防し水分を補給するために熱い湯をホテルでもらい、ほかには何も口にしないで二日ほどベッドでうなっていた。当時はまだ体力があったためか、幸運にも症状はまもなくおさまった。これ以後、私は水には注意するようになった。

人びとの様子をみていると、食堂などでは冷たい飲み物ではなく熱いコーヒーや紅茶を飲んでいる。子供のときから飲みなれているとはいえ、ジャカルタのような都市ではだれもがきれいな水を手にいれることはできなかったのだろう。腹痛も治り、そのあとで農村地域に行ったときには、熱い飲み物が得られ

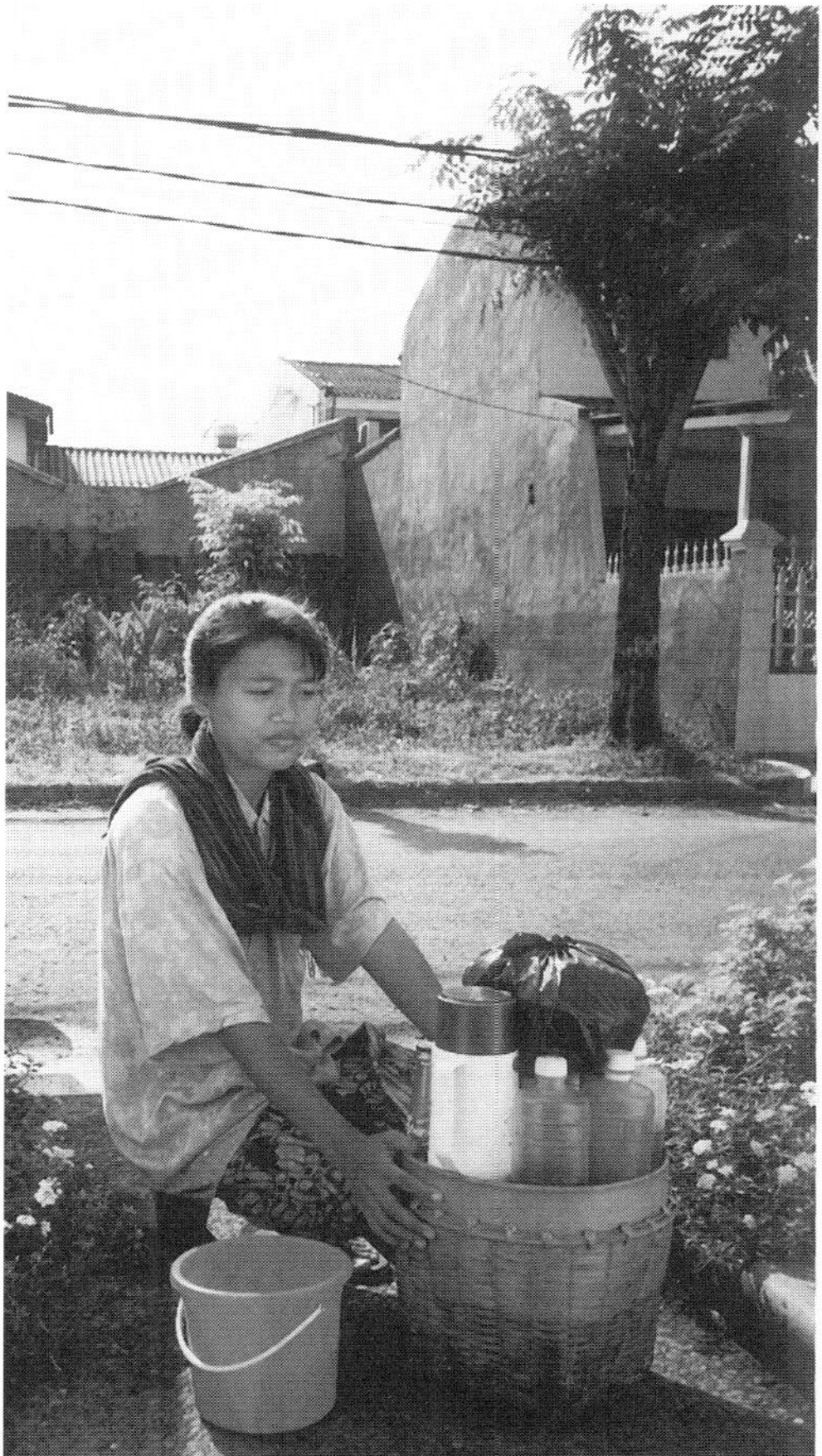

現代のジャムー売り
生薬を煎じて作った液状のジャムーを、
魔法瓶やガラス瓶にいれ、
それらをカゴで担いだり、
屋台に積んで家々を回って売り歩く。

ればそれを飲み、得られないときには、農家に頼んでヤシの実をとってもらい、その果汁を飲んだ。しかし、第二回目以降のインドネシア訪問では、ふたたび清潔でない水を飲んでしまい、アメーバ赤痢に何回かかかってしまった。

現代のインドネシア、とくにジャワでは、ジャカルタのような大都会であれ、地方都市あるいは農村地域でも、ガラス瓶や魔法瓶にはいった液状の伝統薬(ジャムー)を売る光景を目にすることができる。これらはすでに調合された、一種の健康飲料といったもので、呪術医《じゅじゅつ》(ドゥクン)たちが患者ひとりひとりを診察して調合したものではない。しかし、原料は自然の植物を中心とした生薬《しょうやく》であり、伝統医療がいぜんとして人びとの暮らしのなかに生きていることがわかる。私自身、本格的な呪術的治療を受けたことはないが、私が以前、ジャワの若い父親から直接聞いた話は、現代のジャワにおける伝統医療の現状と意義を考えるうえで興味深い。

この父親の幼い子供が深刻な病にかかり、生死をさまよう状態になった。父親はただちに子供を病院へ連れていったが、非常に高額な治療費が必要なことがわかり、しかたなく家に連れて帰ってきた。そして、村の呪術医に診《み》てもらったところ、呪術医は呪文《じゅもん》をとなえつつ木の葉で子供の背中をさすった。そのうち、彼の表現をかりると、子供は卵くらいの大きな血の塊を吐き出し、それをきっかけに急激に症状が消えていった、という。この父親は、高いお金を使わずに子供の病気が治った、と非常に喜んでいた。

私は、この話が本当かどうか確かめることはできないが、彼が私にうそをついているとも思えなかった。いずれにしても、インドネシアの人たちは、深刻な病気のさいには、もし経済的に余裕があれば近代的な医療を受けたいと思っているようである。しかし、この例のようにその余裕がなかった場合や、おそらくは近代医療で治せなかった場合にも、人びとは伝統医療に頼ろうとする。つまり、このような医療があること、それ自体がすでに社会的に大きな安心感を与えているし、十分に社会的な存在意義がある。しかも、伝統医療がまったく治療効果がないともいえないのである。

私たちが現在インドネシアやその他の東南アジア地域でみる伝統医療は、おそらく、以前からあったもののほんの一部であろう。十九世紀末から二十世紀初頭にかけてオランダ人によって収集された記録には、現代インドネシアではまったくみることができなくなってしまった数多くの医術が記されている。かつて人びとがどんな治療をおこなっていたかを明らかにすることはけっしてむだではない。そのような治療方法の発掘は医療史の理解にとって重要であるばかりでなく、伝統医療の背後にある観念や意味づけは、文化史をこれまでより広い観点から理解する助けになる、という意味でも重要である。以上を理解したうえで、つぎに伝統医療の具体的な姿をみてみよう。

伝統医療の基本要素

いつの時代、どの地域でも人びとはなんらかの病にかかり、なんらかの方法で癒していた。タイ、マレー半島、インドネシアのスラウェシの各地で見つかった古い時代の頭蓋骨《ずがいこつ》、下顎骨、歯から、これらの地域で人びとがわずらっていた病のうち、骨組織に影響を与えるいくつかの疾病《しっぺい》がわかる。たとえば、変形性関節症、脊髄《せきずい》を冒す骨髄炎や結核、虫歯、歯周病、歯周膿瘍《のうしょう》、腫瘍《しゅよう》、マラリアあるいはなんらかの寄生虫が引きおこす血液障害などがすでに確認されている。こうした考古学的知識を除けば、古い時代の東南アジアの病については、ヒンドゥー文化の影響を受けて、文字による記録が得られるようになるまでほとんどわからない。そこで、ここでは、植民地期にヨーロッパ人によって書かれた記録にもとづいてこれを再現せざるをえないのである。私の印象では、インドネシアにおける古い時代の癒しと思われる具体的な方法が記録されている資料は、せいぜい十九世紀末から二十世紀初頭までのもので、それよりあとの資料には登場しなくなってしまう治療方法もある。

こうして取りだされた伝統医療は、医療人類学でいう「民俗医療《フォーク・メディスン》」、つまり限られた地域の人びとによっておこなわれた医療に近い。もっとも、「土着の方法」といっても、ヒンドゥー、イスラム、中国など外来文明の医療体系を部分的に取りいれた可能性はある。大きな枠組みとしては、外来の医療体系もふくめて、近代西欧医学が発展する以前のさまざまな医療をひとまとめにして伝統医療とよぶ場合もあるが、ここでは、インドネシアの「土着の癒し」に、ヒンドゥーやイスラムなど外来の医療体系がくわわっていった過程を歴史的にあつかうので、伝統医療という言葉を、これら外来の医療体系と区別する意味で使うことにする。

インドネシアの住民は、病の原因としてさまざまな要素をあげるが、これらを整理し分類する方法はいくつかある。たとえば、⑴自然的原因(悪い食物の摂取、多すぎる熱や冷《ひえ》の進入など)、⑵霊的原因(悪霊《あくりょう》の進入、魂の喪失、悪意ある呪術、過去に犯した罪など)、⑶情緒的・心理的原因(強い怒り、欲望、不安、恐怖、驚きなど、心理的・情緒的なバランスの喪失)、⑷社会的原因(社会的な秩序を混乱させること)、の四つのグループに分ける方法もそのひとつである。

このような分類は、インドネシアのかなりの地域や民族にあてはまるが、これらの原因のどれを重視するかは、地域や時代によってことなる。たとえば第四章で取りあげる、スマトラ島ミナンカバウの人びとは、たとえ偶然に木が倒れてケガをした場合でも、木が倒れたこと、そこに居合わせたこと自体が、そもそも霊的な作用がはたらいていたからだと考えた。地域や民族によって程度の差はあっても、インドネシアの伝統医療においては、悪霊、精霊、悪意をもった呪術のような、精霊信仰(アニミズム)にもとづく超自然的な作用が病気の原因として重要な位置を占めていた。そして、情緒的・心理的原因にしても、社会的原因にしても、今日私たちが経験している近代医学の説明とは非常にことなっている。右の四分類の例でいえば、⑴の自然的原因を除くと、インドネシアにおける病気の原因論は、生物学的な因果関係というよりも、病気の宗教的・文化的・社会的な意味づけ、あるいは「意味論的解釈」といった面が強かったといえる。

では、病にかかってしまった場合、だれに治療してもらうのだろうか。治療家は、地域や民族によってさまざまな名称でよばれていたが、ジャワやスマトラで使われていたドゥクン(dukun)という名称がもっともよく知られているので、この本でもこれをインドネシアにおける伝統的治療家の一般名称として使う。治療家は呪術、生薬の処方、そのほかさまざまな治療をおこなったが、たとえば呪術が得意であるとか、生薬の処方を得意とするというふうに、治療方法の得意分野ごとにあるていど専門化していた。また、助産婦(夫)のように特別の医療や病気の治療を専門とする治療家もいた。彼らは多くの場合世襲であったが、師のもとで修業をしたのち、独立した治療家になることもできた。彼らが患者から受けとる治療の報酬は少額の現金や現物であった。治療家はけっして特権階級というわけではなく、外見的にはほかの村民とあまり変わらなかった。なお、すべての治療が専門化した治療家によっておこなわれたわけではない。軽い腹痛やケガなど、日常的に発生する疾病の場合、本人や家族がそのつど「手当て」していたことはいうまでもない。

ある病にたいしてどのような治療をおこなうかは、その病の原因をどのように考えるかによってことなる。もし、ある病が霊的な原因によって生じたと考えれば、それは呪術的・宗教的に癒されることになるし、おそらく情緒的・心理的原因の場合も同様だろう。社会的原因によって生じたと考えられる病には、村や地域社会などの共同体的な癒し(宗教的な儀礼という形式をとることが多かった)が必要となる。つまり、宗教は人びとに病の意味を理解させ、心の安らぎを与えるうえで重要な役割をはたしており、同時に癒しそのものでもあった。

私たちは、インドネシアあるいはその他の東南アジアの伝統医療において主役を演ずる伝統的な治療家たちを、しばしば「呪術医」とよぶ。これは、伝統医療においては、心霊的原因が病を生じさせると考え、治療家たちが患者に呪術的な癒しを施すことが多かったからである。こうして私たちは、伝統医療、すなわち呪術的医療というイメージをもつようになったのである。呪術的医療

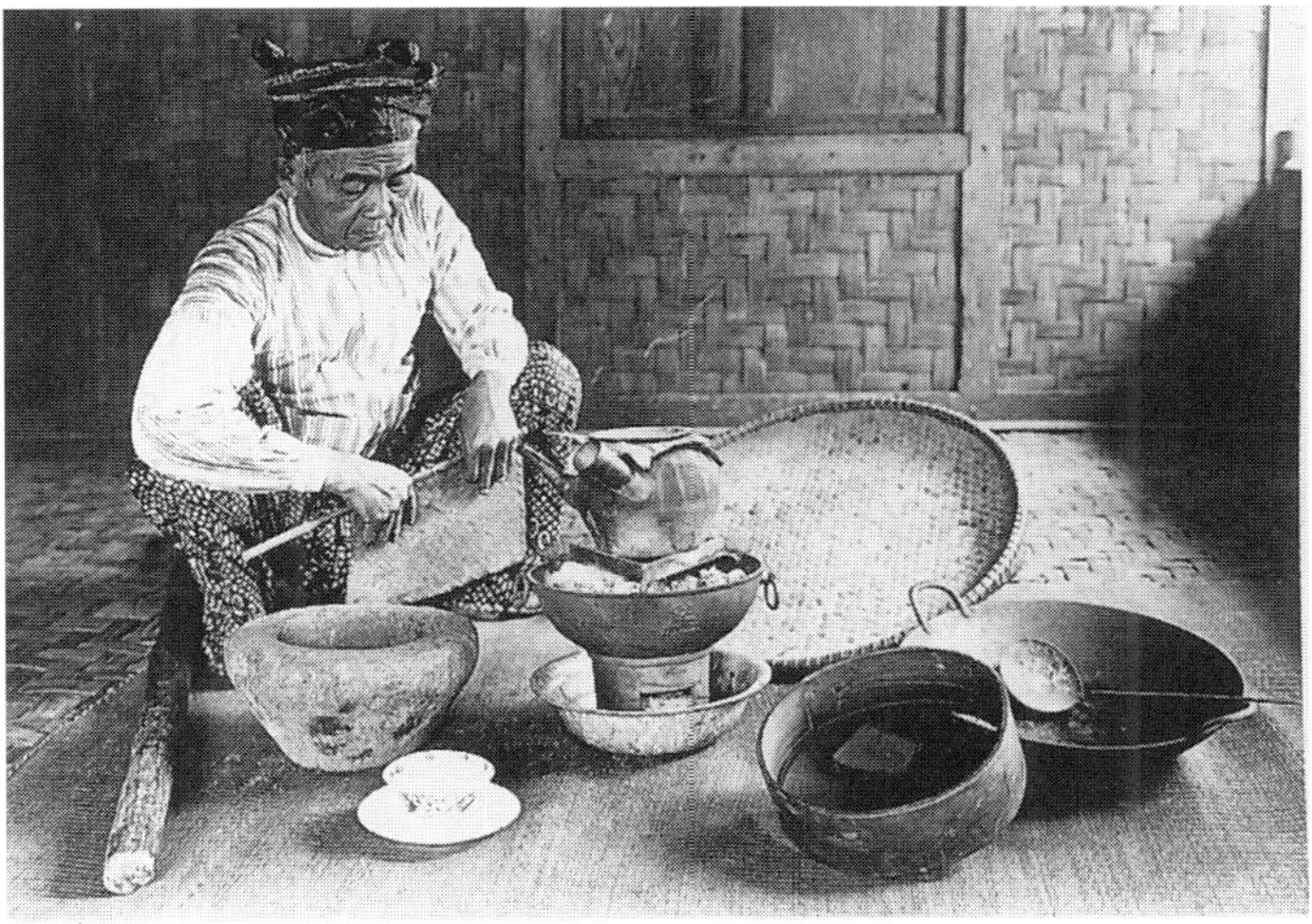

生薬を調合する
ジャワの治療家(ドゥクン)
ドゥクンは、診察にもとづいて
治療に使う生薬を自分で調合した。
しかも、原材料となる植物なども、
そのつどドゥクン自身が野山で採取したものを
使うことが本来の形態だった。
しかし、森林の消滅につれて原料は
しだいに薬屋から買うようになった。

については第四章で具体的な事例をしめすので、つぎに、呪術的癒しとならんで伝統医療の大きな柱であった生薬(実際には植物・動物のほかに若干の金属、鉱物をふくむ)による治療についてふれておこう。

人びとは身近で手にはいる植物、動物、鉱物などを病の治療に利用していた。インドネシアの生薬については第三章で簡単にふれるが、現地の記録にもヨーロッパ人の記録にも記されており、比較的よくわかっている。生薬は体によい成分をふくむ薬であり、呪術的医療にみられる宗教的あるいは心霊的な要素はほとんどないようにみえる。しかし、生薬は純粋にその薬効を期待するばかりでなく、呪術的な癒しのなかであるシンボル的な役割をもっていることもある。したがって、伝統医療における生薬を、近代西欧医学で処方される薬とまったく同じように考えることはできない。つぎに、二十世紀初頭ころまでに記録された、呪術的癒しと生薬とを除く伝統医療の具体的な方法をみてみよう。

伝統医療のレパートリー

伝統医療において呪術、祈り、儀礼、生薬などが重要な位置を占めていたとしても、それら以外にもさまざまな治療方法があった。ここでは、インドネシアの伝統医療の具体的な治療方法を紹介するが、伝統医療のすべてをくわしく説明する余裕はない。以下では、代表的な方法あるいは、これまであまり注目されてこなかったが伝統医療の性格を知るうえで興味深い方法を取りあげて説明することにしたい。ここで取りあげる治療方法が、外部の影響をまったく受けることなく独自におこなわれるようになったかどうかはたしかではない。それでも、いわゆる伝統医療がどんな発想にもとづいていて、どんなレパートリーをもっていたかをおおまかに知るうえで参考になるだろう。

外科的治療法

インドネシアの伝統医療では、ナイフや特別なメスを使って手術をすることは非常にまれであった。とくに、内臓の摘出のような手術はおこなわれなかった。この背景には、技術的な問題だけでなく、手術によって命の源となる精霊がいっしょに出ていってしまうというアニミズム的な観念があったのだろう。ただし、今日の医学からみると手術とはいえないかもしれないが、化膿《かのう》した部分をナイフやとがったトゲのようなもので少し切り開いて膿《うみ》を出す程度の外科的な処置はあった。また、傷口が開いてしまった場合、特別の草(たとえばキク科の植物、アルニカ)を嚙《か》んだりつぶしたりしたもので湿布をすることもあったし、傷口を糸で縫い合わせることもあった。

もし出血がひどい場合には、止血をすることになるが、インドネシア各地でおこなわれていたひとつの方法は、クモの巣あるいは特別な植物(シダの仲間)から採れる綿毛《わたげ》を傷口に詰め、それを布で巻いて固定することであった。興味深いことに、これらと同じ方法が、中世の中部ヨーロッパでもおこなわれていたようである。止血には、灰やススをそのまま、あるいはココナツ油と混ぜて傷口に塗る方法もあった。また、灰やススの代わりに木炭を傷口に置くこともあった。繊維状のもの、灰やススなど粉状のもの、木炭のように小さな穴や溝が無数にある物は、出血した血を吸収し、止血してくれるという発想から止血に利用されたのだろう。

止血と解毒《げどく》の両方に効く薬として、インドネシアで非常に高く評価されていたのは犀《さい》の角《つの》、つまり犀角《さいかく》であった。たとえばジャワでは、角に少量の水をかけつつやわらかい石にこすりつけ、そこから出てくる乳白色の液を毒ヘビや狂

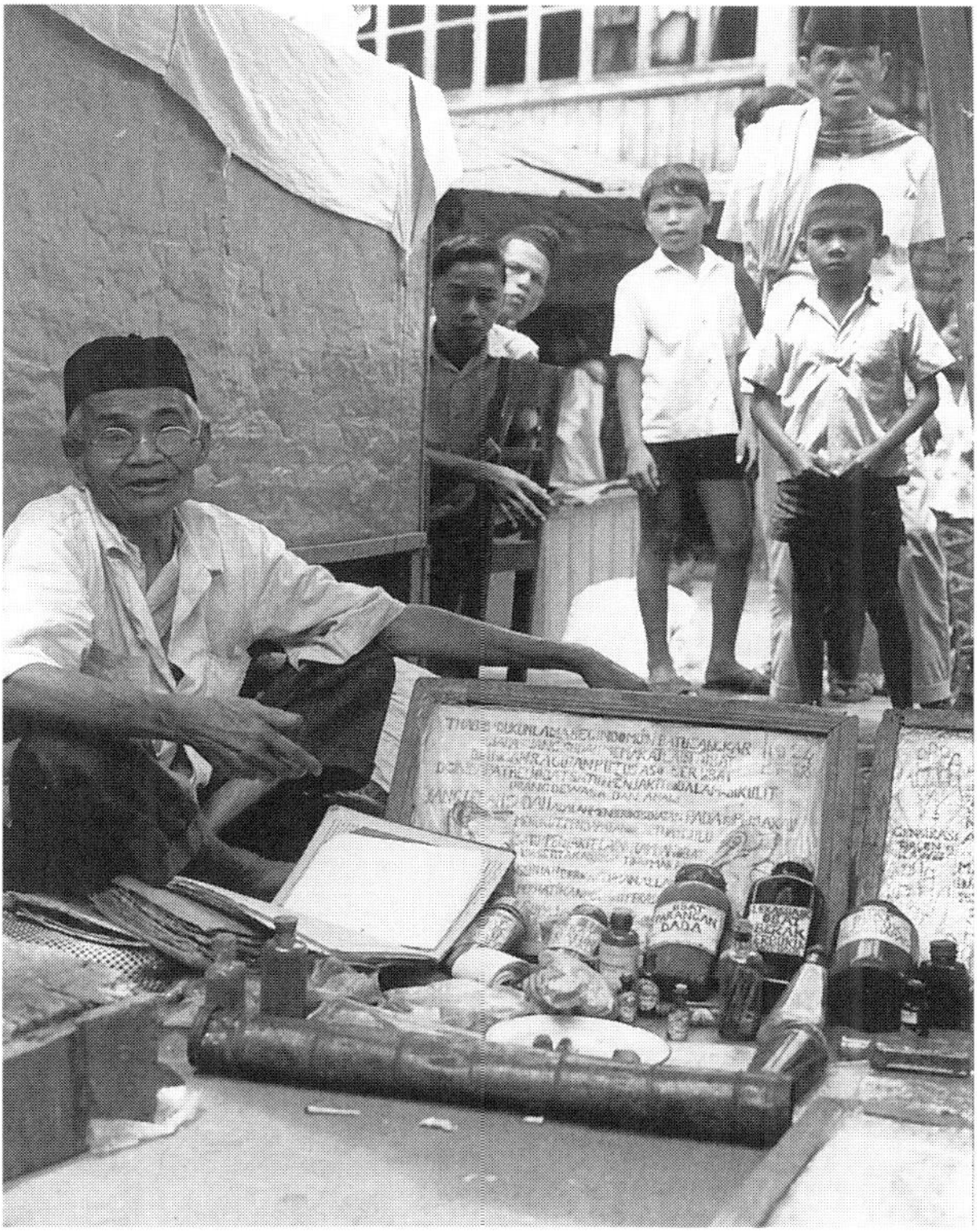

市場で薬を売る商人
スマトラ・バトゥ・サンカルの市場で。
調合した生薬を市場で買うこともできる。
生薬には薬草そのほかを
乾燥させ調合されたものと、
煎じて液状となったものがあった。

犬病の犬に咬まれた傷口につけた。オランダ人がこれを試してみたところ、実際に効果があったという。この液に水をくわえて飲むと、体力を増進させ、体の中の悪いものを外に出してくれる、と考えられていた。実際、この液は解毒剤として優れていたようである。さらにこの液を薄めないで皮膚につけて、疥《かい》癬《せん》その他あらゆる皮膚病の薬として使うこともあった。スマトラでは、薄切りにされた犀角をそのまま毒ヘビに咬まれた傷口の上にのせて、止血と解毒のために用いた。犀は、角だけでなく牙《きば》や歯も同じように治療剤として珍重された。

同じ角でも、牛や鹿の角は止血や解毒に用いられることはなかったので、犀の角は特別だったのだろう。アラブ人のあいだでは犀角はサソリに刺されたとき、解毒剤として利用されたし、ヨーロッパでも犀角の解毒作用は近代まで高く評価されていた。そして、よく知られているように中国において犀角は漢方薬の重要な材料であった。いずれの地域においても一角《いっかく》犀の角は特別な効能をもっていると信じられ、ふたつの角をもった犀の角より珍重された。ただし、なぜ犀が世界各地で特別に解毒に使われたのかはわからない。

体の中にはいりこんだ毒を取り除いたり、傷口に毒がはいるのを防いだり、さらには腫《は》れや化膿を治療するもっとも単純な方法は、口で患部から血を吸うことであった。腫れや化膿の患部を口で吸うという行為には、体にはいっている小さな生き物が血を汚しているので、その汚れた血を吸い出す、という観念がはたらいていた。また、生き物ではなく石や木片、魚の骨が体の中にはいっているために病気になったとみなされた場合には、それらを血液とともに口で吸い出す、という治療もおこなわれた。実際には、治療家は前もってこれらの物質を口の中にいれておき、あたかもそれが体内から出てきたように患者に見せたのである。患者は、病の正体を取り除いたのだから必ず治る、と確信したにちがいない。また、カリマンタン(ボルネオ)島のダヤク族は、患部を少し切開して血を出しているあいだ、血液とともに悪霊を体から追い出すために、その家族や知人が患者のまわりを歌いながら踊った。この場合も患者は、周囲の人の協力で病を引きおこした悪霊が血とともに体の外に出たと考え、勇気づけられると同時に治ることを確信したのだろう。

治療家が直接口で血を吸い出す代わりに、先端に小さな穴を開けた、牛、水牛、ヤギなどの角を使う方法もインドネシアではよくみられた。この場合、患部を少しだけナイフで傷をつけ、そこに角をあてて血を吸い出すことになる。スマトラのアチェ地方では、吸い出した血は病の原因となるものをふくんでいて危険である、と考えられ、他の人にうつらないよう、注意深く集めて土に埋められた。

ちなみに、血液を出して治療する方法は、ヨーロッパでは瀉血《しゃけつ》とよばれ、近代まで盛んにおこなわれていたし、中国医学(漢方医学)の鍼灸《しんきゅう》では刺絡《しらく》とよばれ、現在でも重要な治療法のひとつである。

感染防止および消毒法

人びとは、古来から病気をおこす毒素が病人から健康な人へうつされることを知っていた。アチェやニアス島では、赤痢や天然痘《てんねんとう》のような伝染病は、悪霊がその毒素をカゴにいれて運び、人の体にふりかけて病気にすると信じられていた。こうした病を避けるもっとも普通の方法は、患者を隔離してしまい接触しないこと、患者の家を出て逃げ出してしまうこと、天然痘の場合には患者の着ている着物を焼くことなどであった。もちろん人びとは伝染する病気が、病原菌によって引きおこされることを知っていたわけではないが、危険な物や場所から遠ざかることで病気にかからないことを本能的に知っていたのだろう。

ミカンやレモンのようなかんきつ類の果物は、その酸味によって悪霊を追い払う力があると信じられていた。実際、ニアス島に駐在していたオランダ人行政官は、天然痘の流行時に、ドゥクンがかんきつ類の果物を一軒一軒くばり、村人が川で体を洗ったあとで果物のしぼり汁を体に塗っていた様子を目撃している。ヨーロッパでも、ペストが流行したとき、レモンの皮を口のまわりに置いたり、口にいれて噛んだりする行為がみられたが、おそらくこれも、酸味が毒素を遠ざけるという発想からであろう。

人びとは、ケガの傷を放置するとそこが化膿することを知っており、それを防ぐ方法も実行していた。かんきつ類は、化膿を防ぐ力があるとも信じられていたため、その汁は傷口の消毒にも用いられた。同じ目的で、東南アジアで嗜《し》好品《こうひん》として広く定着しているシリー(一種の噛みタバコで、ツル科の植物キンマの葉、ビンロウジュの実、石灰からなる)を噛み、そのつばを傷口につける方法もよくみられた。これは、悪霊がシリーを噛んだ唾液の赤い色をきらっていると信じられていたからである。ジャワではキンマの葉を煎《せん》じた液が傷口を洗う液として用いられた。今日では、シリーあるいはキンマの葉が殺菌力をもっていることが知られているが、住民は経験的にこれを知っていたわけである。

かんきつ類の果物やキンマは植物であるが、人の尿も消毒剤として利用された。たとえば、新しい傷口を洗ったり(スマトラのバタック)、ヘビに咬まれたあとの傷口を消毒したり(ハルマヘラ島)、あるいは眼病を治すために尿が使われた(ジャワ、バタック)。尿は、かんきつ類の果物やシリーと同様に、悪霊を追い払う力をもっているうえ、生命力をもった人の体から出たもので、やはり生命力をもっていると考えられていた。ヨーロッパでも古代ギリシア時代から、尿のもつ殺菌作用は認められていたが、インドネシアにおけるアニミズム的な観念とはことなる理由にもとづいていたのであろう。

熱や煙を使った消毒法も、インドネシアでは古くから知られていた。たとえば、出血している傷口を温めて乾燥させることはそのひとつである。地面に掘った穴に火をおこし、その上に足をかざして患部を熱したり、直接に火の熱を利用するのではなく、木の葉や樹皮をいぶし、その煙で皮膚病を治療することもあった。熱と煙を体にあてるのは悪霊を追い払うためであったが、傷の出血を止めたり傷口を消毒する効果があることも経験的に知っていたのであろう。さらに、熱を利用した治療法には、患部に特別な木の葉を巻きつけ、それを火で温める一種の温湿布のような方法もあった。

焼灼法《しょうしゃくほう》

焼灼法とは、熱や薬品(化学物質)によって、病組織を焼いて破壊する治療法である。前項で説明した温熱法は、体の比較的広い部分を温めたり、あるいはそれに煙をくわえて殺菌効果を高める方法であった。これにたいして焼灼法は、もっと直接的に、たとえば高温に熱せられた鉄を患部に近づけるか、直接それを患部にあててその部分を焼いてしまう方法である。この治療は、毒ヘビに咬まれたときや傷の手当てに用いられた。患部を焼いてしまうということの治療法には、金属のほかに、燃えている石炭や焼けた石を使うこともあった。さらに、患部にある種の粉をまき、その粉に火をつけて患部を焼く、一種の「お灸《きゅう》」のような治療法もあった。また、スマトラの一部では、熱くなったココナツ油を、皮膚の潰瘍《かいよう》部にたらして焼いてしまう治療法もあったが、考え方はこれまで説明した方法と同じである。

高温を利用するが、患部を直接に焼く方法とはことなる焼灼法もあった。たとえばジャワでは、腹痛がおこったとき、熱く熱したオランダの銀貨で背中をこすった。これは、トラブルが発生している患部とはちがう場所に強い刺激を与えて、いったん問題を移す、という発想であった。同じ発想で、ティモール島では頭痛のさいに、こめかみに焼けた鉄板をあてて火傷《やけど》をつくり、頭痛をやわらげる方法がおこなわれていた。焼けた鉄を患部(とくに傷口)にあてる方法や、患部に粉をまいてそれを燃やすという方法は、インドネシア以外の世界各地でおこなわれていた。おそらく、火の高温を利用するというより、邪悪《じゃあく》なものを焼き尽くしてしまうという、火そのものがもつ神秘的な力にたいする信仰が、世界の多くの民族のあいだで非常に古くからあったのだろう。なお、薬物による焼灼法の例は、のちに紹介する硫化銅の使用法のところで説明しよう(五八ページ参照)。

冷却法

熱を体にくわえる治療方法にたいして、逆に体を冷やす治療法もあった。マラリア、天然痘、そのほか熱を発する病にたいして、インドネシアの人びとは、川にはいって体を冷やしたり、水を体にかけて熱を下げた。もちろん、熱があるからといって、いつも体を冷やしてよいわけではないが、経験的に冷やしてよい病とそうでない病とを知っていたようだ。なお、現在でも東南アジアで日常的におこなわれている沐浴《もくよく》、あるいは冷水のシャワー(インドネシア語のマンディー)は、体にたまった余分な熱をとるという意味で、熱帯地域に住む人びとの健康維持にとって大切な習慣となっている。

温泉療法

インドネシアには火山島がたくさんあり、各地に温泉が湧き出ている。しかし、熱帯地方のインドネシアでは、温泉のおもな利用法は、体を温めることよりもむしろ、温泉の成分(とくに硫黄分)がもつ薬効で皮膚病や梅毒《ばいどく》を治療することであった。このほか、リュウマチや月経不順などの婦人病の治療にも利用されたが、これらの利用方法が、住民の古くからのものなのか、ヨーロッパ人がもたらしたものなのかはわからない。インドネシアの民話や過去の歴史に温泉が登場しないことから推測すると、後者の可能性が強い。

宝石・金属

宝石や金属が治療に使われる例は世界の各地にみられた。インドネシアでもさまざまな石がこの目的のために使われた。代表的なものはルビーや玉髄《ぎょくずい》(とくに紅玉髄《こうぎょくずい》)である。これらは、解毒と止血の力があるとされ、毒をもった動物や虫に咬まれたとき、あるいは出血したとき、治療家はこれらの宝石で患部をなでた。スラウェシ島では、治療家がこれらの宝石でつくった指輪をした手で、出血している人の患部をさすって出血を止める治療をおこなっていた。ルビーは、かつてヨーロッパ、アラブ、インド世界でも止血に使われたことが確認されている。民族を超えて、ルビーのもつ赤い色が、人びとに血液のイメージをよびおこし、純粋な結晶が放つその輝きに神秘的な癒しの力を感じさせたにちがいない。

インドネシアでは、ルビーという言葉がアラビア語起源のアキック(akik)とよばれていることからもわかるように、イスラム教とともにアラブ世界からもたらされた。イスラムとの関連でいえば、メッカから持ち帰った緑岩はイスラム教徒のあいだではやはり解毒のための内服薬として使われていた。この場合、メッカから持ち帰った「聖なる石」に神の癒しの力を期待したのであろう。インドネシアで使われたルビーや玉髄などの宝石も、アラブやインド経由で輸入されたものであったことを考えると、これらの宝石を使った治療は、アラブかヒンドゥー文化の影響でインドネシアに広まった可能性がある。これにたいして、つぎに説明する金属の使用は、インドネシア土着の治療方法と考えてさしつかえない。

金属のなかでも、金はその希少価値と輝きによって、とくに治療効果が大きいとされた。十七世紀にアンボン島をおとずれたオランダ人は、島民が皮膚病の治療のために、金をいれた水で患部を洗っていたことを目撃している。十九世紀のスマトラでは、金箔を足の潰瘍部分に赤い糸でくくりつけて治療する方法がおこなわれていた。同じくスマトラのアチェでは、赤ん坊のへその緒が完全にはがれたとき、そこに長寿をねがって砂金をまく習慣があった。ポソ島では、腹痛の治療にやはり金をお腹にすりこむ方法がおこなわれた。また、インドネシアの多くの地域で、金は化膿止めや消毒効果があるとみなされていたようである。これは、金が錆《さ》びないという事実からの連想かもしれない。

金ほど重要視されていなかったが、銅も治療に使われた。たとえば、傷、炎症、あらゆる種類の潰瘍、ハンセン病にたいして、患部に銅銭や銅板が置かれた。銅の化合物では、硫化銅が傷や皮膚病の治療にもっとも広く使用された。硫化銅を使う場合、そのまま患部にあてる方法のほかに、結晶をこまかく砕いて粉状にしたものを、シリー(キンマ、ビンロウジュ、石灰)やココナツ油と混ぜ合わせて、湿布薬として使用する方法もあった。インドネシアでは、硫化銅が人間の皮膚や体の組織を焼灼することを経験的に知っており、それを皮膚病の治療などに利用していたのである。

結石・ヘビ石

獣類の内臓(腸、胆、肝などの消化器官)にできる結石は、インドネシアではとくに貴重な万能薬（とくに解毒剤）であり「お守り」であった。インドネシアでとりわけ高く評価されていたのはオランウータンをふくむ猿、ヤマアラシ、犀の結石であったが、このほかに牛や鹿などの大型獣の結石も当然利用されていたはずである。結石で火傷やケガを治す場合には、宝石の場合のように結石を患部の上に置く方法が普通だった。また結石は内服薬としても利用され、内臓疾患にたいしてはこれを水やお湯に溶かして飲むという方法が採られた。

獣類の結石は東南アジアだけでなく、中国、インド、アラブ、ヨーロッパ(十八世紀まで)、南アメリカでも、古くから貴重な医薬品として使われていた。ヨーロッパ人は結石を解毒剤として高く評価し、かつては南ヨーロッパのカモシカから採った結石を利用していたが、十七世紀ころまでインド産の結石をアラブ人経由で輸入もしていた。中国では今日でも牛の胆嚢《たんのう》にできる結石は「牛《ご》黄《おう》」という名称で、漢方薬のなかでは高価な強心・解毒・解熱《げねつ》剤として使われている。結石は世界各地で多方面の薬効が認められていたが、解毒剤としての利用のされ方は世界共通であった。

結石の利用は、最初中国かどこか特定の地域で発見され、それが他の地域に広まったのか、あるいはそれぞれの地域で自然発生的におこなわれるようになったのかはわからない。いずれにしても、獣類の結石を癒しに使うという発想はどのようにして生まれたのだろうか。おそらく、動物の体から、予想もしない石を見つけた人びとは驚いたにちがいない。しかも、結石の表面はしばしばなめらかで、取りだしてみれば宝石のように輝いているものもある。生命をもった動物の体から出た結石は、生命力の結晶、しかも神秘的な力をもった物と感じたのではないだろうか。結石の解毒・解熱・強心剤としての薬効は、あとからみいだされたのかもしれない。

インドネシアでは、解毒という場合、通常毒へビの毒と結びつけられて説明されてきた。しかし私は、伝統医療における毒と解毒という言葉を、もう少し広い意味で理解すべきだと考えている。これについて私はつぎのように考えている。治療に使われる結石のマレー語はグリガ(guliga)またはムスティカ(mestika)で、いずれも超自然的な力をもつ石、「お守り」としての力をもつ石を意味する。十七世紀の記録によれば、結石は触れるだけでも病を癒す力があると考えられており、人びとは結石を腕輪や首輪につけて直接体に触れさせた。当時の記録には、婦人病をかかえた女性がそれにさわっただけで、たちどころに治ったというヨーロッパ人の目撃談がある。これは結石がもつ超自然的な力にたいする、人びとの期待と信仰を物語っている。

結石を治療に使う場合、一種の呪文を唱えることもあった。たとえば、「この魔法の結石により、木の毒、海へビの毒、すべての毒を無力化する」という呪文はその一例である。このような状況から判断すると、人びとは「毒」を、人体に害を与えるすべての原因(精神的・霊的・物質的原因)とみなし、したがって「解毒」という概念を、ただヘビや植物の毒を消すということだけではなく、病もふくめたすべての災いを追い出すこと、と理解していたのだろう。こうした観念があったからこそ、結石は万能薬とみなされていたのである。

結石と同じような問題は、「ヘビ石」とよばれた石についてもいえる。これは、猛毒のヘビ(多くはコブラの類)の頭または口から採られた石、ということになっていて、さきの結石と同じように解毒とあらゆる疾病に効く万能薬として使われた。ヘビ石も、インドネシアだけでなくインド、スリランカ、そして一部ではあるがヨーロッパ(ポルトガル)でも十八世紀までは治療用に使われていた。実際には、ヘビから石が採れることはなく、これは毒ヘビの頭や口、肉、なんらかの骨、角、石灰などの混合物を固めたものであった。

インドネシアのヘビ石の場合には、毒ヘビの毒を利用して体内の毒を無力化する、いわゆる「毒をもって毒を制す」という発想があったようだ。しかし、この場合の「毒」も、いま述べたように「災い」の象徴だったのではないだろうか。十七〜十八世紀のヨーロッパ側の資料には、インドネシアでヘビ石を使ってケガや病を治した具体的な事例が書かれている。これも結石の場合と同様、ヘビ石にたいする信仰と強い期待が患者を勇気づけ、免疫力を高めて結果的に健康状態を改善させた可能性が強い。もっとも、いわゆる伝統医療において、このような暗示効果(医学的にはプラシーボ効果という)は非常に大きな役割をはたしていたのである。

伝統医療には以上のほかにもさまざまな治療方法があったが、それらは第三章以降で必要に応じてふれることにしよう。この章で説明した伝統医療のあり方を念頭において、つぎに、「ヒンドゥー化」と癒しの関係についてみてみよう。

3 ヒンドゥー化と癒し

ヒンドゥー化とは

東南アジア地域にインド系の人びとが来航するようになったのは、紀元一〜二世紀ころと考えられている。しかし、インドネシアについていうと、五世紀の初期と推定されるカリマンタン島の石碑、五世紀半ばと推定される西ジャワの石碑が、もっとも初期の証拠である。これらの碑文には、「ヴァルマン」(varman)という語尾がつく名前をもった、ヒンドゥー文化の影響を受けた「王」が就任したこと、したがって、王国が成立したことを物語っている。その後、インドネシアの群島地域には、ジャワからスマトラにかけての広大な領域を治めたシュリービジャヤ(七〜十四?世紀)、中部ジャワのシャイレーンドラ(八世紀半ば〜九世紀前半)、同じく中部ジャワのマタラム(八〜十世紀)、これ以後は東部ジャワに移り、クディリ(十世紀半ば〜十三世紀前半)、シンガサリ

（十三世紀）、マジャパヒト（十三世紀末〜十六世紀初頭）といったヒンドゥー諸王朝が出現した。ジャワ島以外でも、たとえばスマトラ中央部には「ミナンカバウ王国」ともいえるヒンドゥー王国が十四世紀には成立していた。

ここでは五世紀初頭から十六世紀初頭までを一応、ヒンドゥー期としておく。もちろん、ヒンドゥー期の末期はイスラム期の初期と重なっているので、これはおおまかな時代区分の目安である。いずれにしても、インドネシアだけでなく、この時期には東南アジア全体がインド文明の影響を受けた。これは、インドシナ半島、インドネシア群島の各地にある、ヒンドゥー期に建てられた多くのヒンドゥー・仏教寺院の遺跡からもわかる。ジャワの場合、政治的には、部族的な首長に代わって、ヒンドゥー教または仏教の宗教的権威を帯びた「王」という新たな政治的権力が登場した。それにともなって、官僚組織もこれらの王国に導入された。つまり、東南アジアの支配層にとってヒンドゥー文化は、自分たちの権威づけのために重要な役割をはたしたのである。

経済的には、インドの農業文化、とりわけ灌漑《かんがい》技術、建築技術、のちにジャワの代表的な技術となる「ろうけつ染め」の技術、証拠はないが海外との交易にかんする知識なども伝えられたと思われる。社会・文化的には、ヒンドゥー教、仏教という宗教およびそれにともなう儀礼、カースト制度、占星術、暦、インド系諸言語、文字、「ラーマーヤナ」や「マハーバーラタ」などの文学がもたらされた。これらのヒンドゥー文化は、とりわけ現地の支配層やエリート層と関係が深いものであった。しかし、東南アジア世界はヒンドゥー化の過程で、健康と命を守る癒《いや》しの方法をも学んだ。私は、癒しの体系こそエリートも住民もともに強く望んでいた文化だったのではないかと考えている。

まず、すでに述べたように、ヒンドゥー・仏教という宗教そのものが癒しの力をもっている。ヒンドゥー文化を受けいれる以前にも、インドネシアの各地にはそれぞれの民間信仰はあった。しかし、こうした民間信仰とはことなり、今もジャワやインドネシア各地に残っている荘厳なヒンドゥー・仏教寺院に象徴されるように、当時の人びとは新たな宗教に、より大きな救いの力、癒しの力を感じたにちがいない。このような、宗教が一般的にもつ癒しの力のほかに、ヒンドゥー化の重要な一部として、生薬《しょうやく》をはじめとする病の治療方法や健康法がインドネシアにもたらされた。

東南アジアの病にかんする知識は、古い碑文や古い医学書にみられる。たとえば七~八世紀のあるクメール碑文は、しらみ、眼病、皮膚炎などにふれている。さらに、インドのアーユル・ヴェーダをもとにした医学書が、ジャワ、バリ、ビルマ(ミャンマー)、シャム(タイ)で翻訳されたり、書き直されたりしていた。これらの本には、病の理論、病の種類とその記述(たとえば、赤痢《せきり》、激しい下痢、ある種の寄生虫病)、治療方法が記されている。しかし、東南アジアでみられるこれらの医学書は、もともとインド(一部は中国をふくんでいる可能性もある)における病についての記述であって、そこに記された病が東南アジアにあったかどうかはわからない。このような問題はあるにしても、インドから医学書や病および治療の知識が東南アジアにもたらされたことはたしかである。

それでは、どのような事情で病と癒しの知識が伝えられたのだろうか。

『東南アジアのインド化された国家』を著わしたセデスは、東南アジアのインド化がたどったであろう初期の過程をつぎのように推測している。彼によれば、インドの商人たちは西暦一世紀ころから、スパイス(クローブ、ナツメグ、メイス)、白檀《びゃくだん》、樟脳《しょうのう》や安息香《あんそくこう》などの芳香のある樹脂などの熱帯産品を求めて、いわゆる「ガンジス川以東の地域」、つまり東南アジアにやってくるようになった。このとき、インドの商人たちが平和的に現地社会に受けいれられるためのもっとも有効な方法のひとつは、現地の人びとが喜ぶお土産《みやげ》（薬、病気やあらゆる災難から身を守るお守りなど）を分け与えることであった。こうして、外の世界からやってきた人は、金持ちであり、医者であり、かつ呪術《じゅじゅつ》師でなければならなかった。もちろん、これを証明する直接的な証拠はないが、以下にしめす間接的な証拠から、私はセデスの見解に賛成である。この点をふまえて、インドネシアの、比較的資料が得やすいジャワを中心に、東南アジアにおける病と癒しの歴史を考えてみよう。

生薬文化の伝播《でんぱ》

九世紀初めに建てられた中部ジャワの仏教寺院、ボロブドゥール寺院に描かれた膨大な数のレリーフ（浮彫り）を調査した、薬学の専門家である高橋澄子氏は、氏の著書『ジャムゥ』のなかで、これまでほとんど注目されてこなかった、医療に関連した非常に興味深い場面を指摘し、解説している。この寺院は九段の回廊からなり、その第一回廊主壁下段には、有名な張り出し式の木造船、その前方には仏教布教のためジャワに来た大臣の立ち姿があり、土地の人びとが並んで布施の順番を待っている場面がある。そして、そのレリーフの一番片隅に、一棟の高床式の二階建て(インドネシア様式)がひっそりと描かれている。この家の中では、現在も使われている生薬(ジャムー、あるいはジャンピ)の調合用道具の石の台(ピピサン)と石の擂《す》り棒(ガンディ)を使ってジャムーを調合している一人の女性と、呪術的治療家(ドゥクン)らしき人物が描かれている。

仏教の布教図に生薬の調合場面が描かれているのは、たんなる偶然や添え物だとは思えない。おそらく、仏教という新たな宗教を布教する過程で、インドの僧たちは、インドネシアの人びとにとっても関心が高い、インドの癒しの文化をもたずさえてきたのだろう。このレリーフは、宗教の伝来と癒しの関係を象徴的にしめしている。それでは、ヒンドゥー期にどのような癒しの方法がインドネシアにもたらされたのだろうか。つぎにこれをみてみよう。

ジャワで医療をおこなってきた専門家は、ドゥクンあるいはバリアンとよばれる。彼らは、世襲あるいは訓練によってその地位と知識とを受け継いできた。

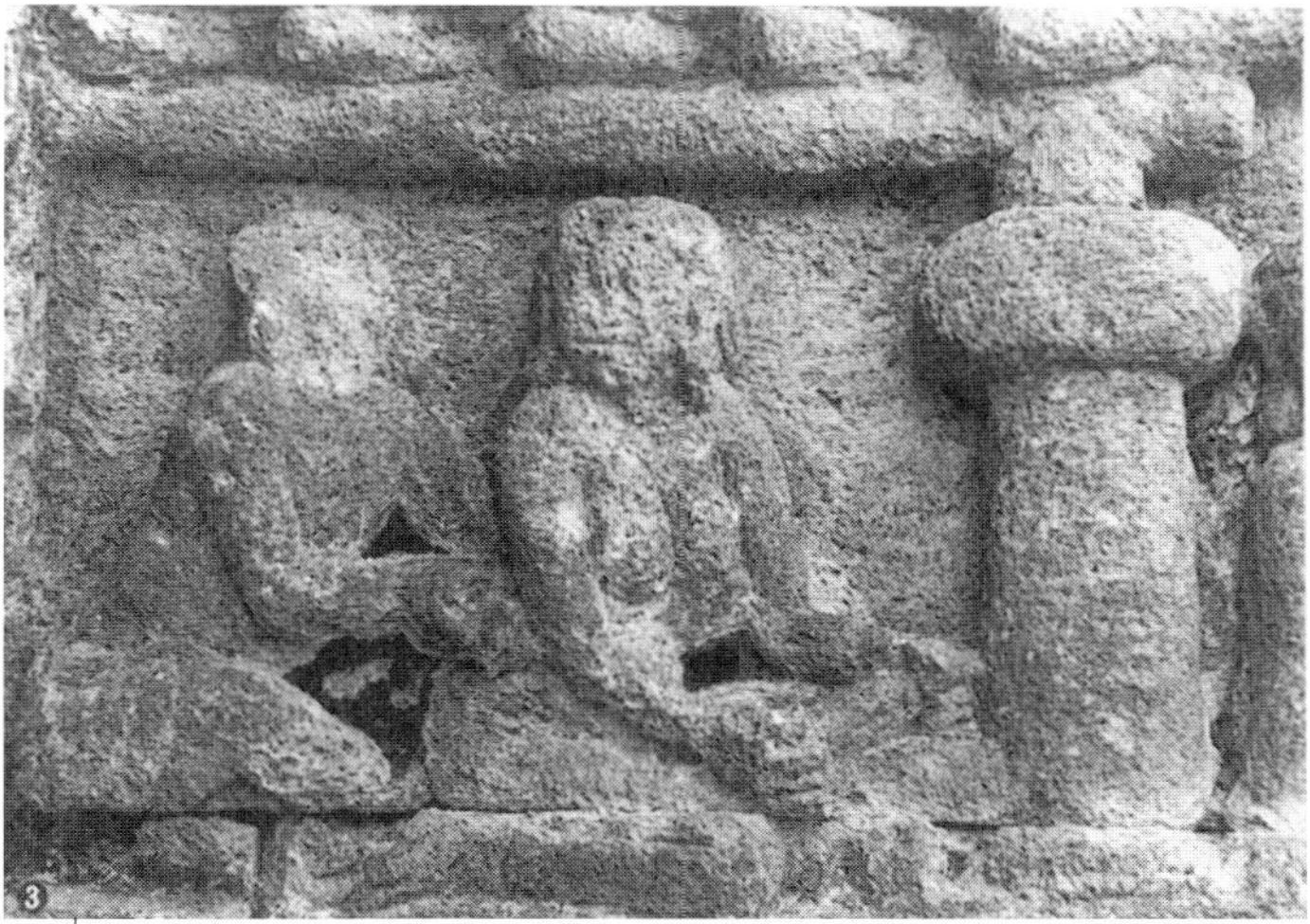

③ ボロブドゥールのレリーフに描かれた生薬を調合する女性とドゥクン
八〜九世紀にかけて建てられた仏教寺院に、すでにこのような情景が描かれていた事実は、宗教・医療・ヒンドゥー文化が密接な関係をもって伝来したことをしめしている。

その知識の起源は、ヒンドゥー期にインドからもたらされた文献やヤシの葉(ロンタル)に記された、サンスクリット語や古ジャワ語で刻まれた医療関係の思想と処方の記録(ウサダ、ウソド)であり、それらの中核はインドのヒンドゥー思想、アーユル・ヴェーダ(文字どおりの意味は「生命の科学」)の考え方と薬の処方であることが確認されている。アーユル・ヴェーダの起源はわからないが、現在の形態は紀元前九〜前八世紀ころから集大成され、前四世紀には完成されたものであると考えられている。アーユル・ヴェーダでは、宇宙と同様、人体は五元素(地、水、火、風、空《エーテル》)からなり、地は固体部分、水は体液、火は体温、風は気息、空は中空の身体器官および内部空間、に代表される。また、身体の状態はドーシャとよばれる三種類の体液(粘液、胆汁、風素または空虚)のバランスによって決まると考えるので、これにもとづく理論はトリ・ドーシャ理論ともよばれる。実際の治療には、呪術、植物からなる生薬、金属や鉱物をも利用する。

現在、インドネシアには、古いウサダのローマ字化されたもの、あるいはインドネシア語に翻訳された医療の書がいくつかあるが、それらはもともとは古ジャワ語、サンスクリット語、バリ語で書かれている。そして、これらは薬の処方を記しているだけではなく、宇宙の原理、宗教、儀礼、呪術などをもふくんでいる。バリ島に伝えられ現存する医療関係のロンタル文書目録を編纂《へんさん》し、現代インドネシア語で解説したイ・クットゥ・スウィジャ氏は、これらの文書を七つに分類している。興味深いことに、その第一が、「ウェーダ」(weda)、つまりアーユル・ヴェーダの「ヴェーダ」なのである。これは、少なくともジャワ・バリ島に伝わる医療体系のひとつの源流がインドのアーユル・ヴェーダであることをしめしている。

このほかにも、ジャワのマタラム王家に伝えられた生薬にかんする文書がある。これは十七世紀前半に編纂されたと考えられるが、一八七五年にジャワ語で出版された。ここには一四九種類の生薬(複数の原料を用いる処方薬)について、使用方法(湿布用、内服用、煎《せん》じ用など)、適応症(目的)、用い方、原料などが記載されている。この文書は、ヒンドゥー系の医療文書であると考えてさしつかえないが、正確な作成年代はわからない。さらに、高橋氏が指摘しているように、この文書にあらわれる生薬のなかにはイスラム期にはいって取りいれ

目　　的（症状）	ジャムーの種類	目　　的（症状）	ジャムーの種類
I　美と健康	24	IV　感染症・伝染病	10
若い女性、花嫁の美と健康	8	赤痢	4
香水	2	天然痘	3
健康増進	4	性病	2
男の精力増強	3	結核	1
体のリフレッシュ	2	V　外科、目、耳、その他の障害	18
体を温める	3	かゆみ	2
食欲増進	2	傷	1
II　婦人病、出産	41	ねんざ	1
生理の正常化	4	脚の痛み	1
妊娠	5	脚の腫れ	2
出産	9	体のむくみ	2
産後の手当て(1)	20	手足の麻痺	1
授乳	3	口唇の発疹	1
III　内科的疾患	38	転倒による痛み	1
熱	3	手足の損傷(5)	1
せき・風邪	7	痔	1
栄養不良	1	耳の障害	2
胃腸障害	4	目（結膜炎）	1
消化器系寄生虫	3	蛇咬	1
下痢	5	VI　脳精神疾患	17
黄疸	2	テンカン	12
サリアワン（*Sariawan*）(2)	2	めまい	2
リュウマチ(3)	4	精神障害	1
息切れ	1	悪魔（*setan*）憑き	2
腎臓疾患（泌尿器系疾患）	1	鳥の声がれ	1
プセール（*puser*）(4)	1	計	149

ジャワのジャムー
(1)このカテゴリーには、性器の洗浄、体温を温める、胎盤の排泄促進、産後の衰弱からの回復（1、2、3、4、5、6、10、30、40日目）などがふくまれる。
(2)いわゆる「熱帯病」の一種で、下痢と口腔炎をともなう。
(3)リュウマチ性と思われる脚の痛みをふくむ。
(4)めまい、激しい腹痛を引きおこし、最後に失神する病。
(5)文字どおりの意味は「手足の底の痛み」。
Mochtar and Permadi, 1986：205-295より作成。

られたものもあるので、すべてがインド系生薬というわけではない。

ところで、ヒンドゥー期にインドから生薬文化がインドネシアに伝わったことはまちがいないとしても、インドで用いられた生薬原料の植物はインドネシアでも手にいれることができたのだろうか。これを知るひとつの方法は、これまで述べたような寺院のレリーフにあらわれた植物を調べる方法であり、もうひとつは、銅板や石板に刻まれた碑文にあらわれる植物を調べることである。まず、前者からみてみよう。

ヒンドゥー期ジャワの寺院のレリーフにみられる薬用植物を一九三〇年代に調べたあるオランダ人研究者は、全部で四七種類の植物を確認し、そのうち、⑴チョウセンアサガオ、⑵ハマモツヤクノキ、⑶ドリアン、⑷ムラサキフトモモ、⑸ユーキ、⑹ビャクダン、⑺ビンロウジュの七種がとくに重要な薬用植物である、と述べている。これらのうち、⑵、⑷、⑸はインド原産の植物である。ここで、これらすべてについて説明する余裕はないが、⑴のチョウセンアサガオ(学名 *Datura fastuosa Linn.*)を例にややくわしく説明しよう。この植物はインドではシヴァ神に捧げられ、「シヴァ神の羽毛飾り」ともよばれた。これはインドではめずらしくないが、一九三〇年代当時、ジャワではきわめてまれにしかみられない植物であった。ヒンドゥー期にこれをどのように用いたかはわからない。一八一〇年代の記録によれば、これはおもにインドのコロマンデル海岸地方とセイロン(スリランカ)で、喘息《ぜんそく》の治療に使われていたが、ジャワでは駆虫剤、疱疹《ほうしん》性の病気などに用いられていた。そして、のちにコレラの治療薬、鎮痛剤、抗炎症剤としても用いられた。レリーフに描かれているからといって、これらの薬用植物が薬草に用いられたという証拠にはならない。しかし私は、それらは薬草としてもちこまれた植物であったと考える。

つぎに、碑文にあらわれた植物からヒンドゥー期の薬草についてみてみよう。A・ジョーンズは、十世紀ジャワの碑文に記された語句を、二二の分野に分類している。そのなかの「植物・動物」という分野には、推定もふくめて一四五種の植物名が列記されている。そのうち、確定できないか同一植物の別名で重複しているもの四五種を除くと、実際には一〇〇種ほどの植物が確定できる。植民地期の記録によれば、そのうち半数の五〇種ほどが、植民地期には実際にジャワで薬用に用いられていた植物だった。

私が興味をひかれるのは、これら薬用にもなる植物のうち、インド・ヒマラヤ原産のものが八種類ほどあり、そのほかインド人がインドネシアに伝えたと思われるアフリカ、東南アジアの大陸部、太平洋諸島原産のものが数種類ある、という事実である。もちろん、のちに薬草として用いられたからといって、十世紀に薬草というはっきりとした目的でもちこまれたとはかぎらない。しかし、これらの植物はたんに碑文に記されているだけではない。それらのほとんどは、ジャワをはじめインドネシア各地で帰化植物となっており、今日まで実際に薬草として使われているのである。ふたつだけ例をあげておこう。

タマリンド(ジャワ語で asem, 学名 *Tamarindus Indica Linn.*)はアフリカとインド原産のマメ科の植物で、インドネシアでは街路樹として、あるいは日陰をつくるための樹木としてよく知られている。しかし、タマリンドは薬用植物としても有用な植物である。インドネシアの伝統薬を集大成した『インドネシア本来の薬』によれば、若い葉は、リュウマチ、鎮痛、腫《は》れ物、潰瘍《かいよう》、湿疹《しっしん》の外用薬として用いられた。じつは、緩下剤および堕胎剤《だたいざい》としても用いられた。

つぎにインディゴ(ジャワ語ではサンスクリット語と同じ nila, 学名 *Indigofera*

spec. div.)は、染料としてよく知られているインド原産の植物であるが、薬としては、解熱《げねつ》、潰瘍、駆虫、甲状腺異常などの治療薬として、あるいは酢を加えておたふくかぜ(耳下腺炎)の治療薬として利用された。

インド・ヒマラヤ原産の薬用植物は、ヒンドゥー期のレリーフや碑文に登場するものだけではない。十九世紀以降今日までに出版された伝統生薬にかんする文献をみると、住民が薬の原料として利用していた植物のなかに、インド原産のものがかなりある。また、すでに紹介した高橋氏の著書に、現在ジャワで使われている生薬原料としてあげられている植物のなかには、サンスクリット名がつけられているものが少なからずある。いずれにしても、ヒンドゥー期には、アーユル・ヴェーダ系の医療書や知識とともに、植物そのものもインドネシアにもちこまれたと考えるべきだろう。

インドの影響を受ける以前から、ジャワの住民は身の回りの植物、動物、鉱物を病の治療に使っていた。しかし、このような民間薬とアーユル・ヴェーダのような医学体系にもとづく治療薬との大きなちがいは、民間薬が多くの場合、ひとつの生薬を単独で用いる単味であるのにたいして、治療薬は数種類の生薬

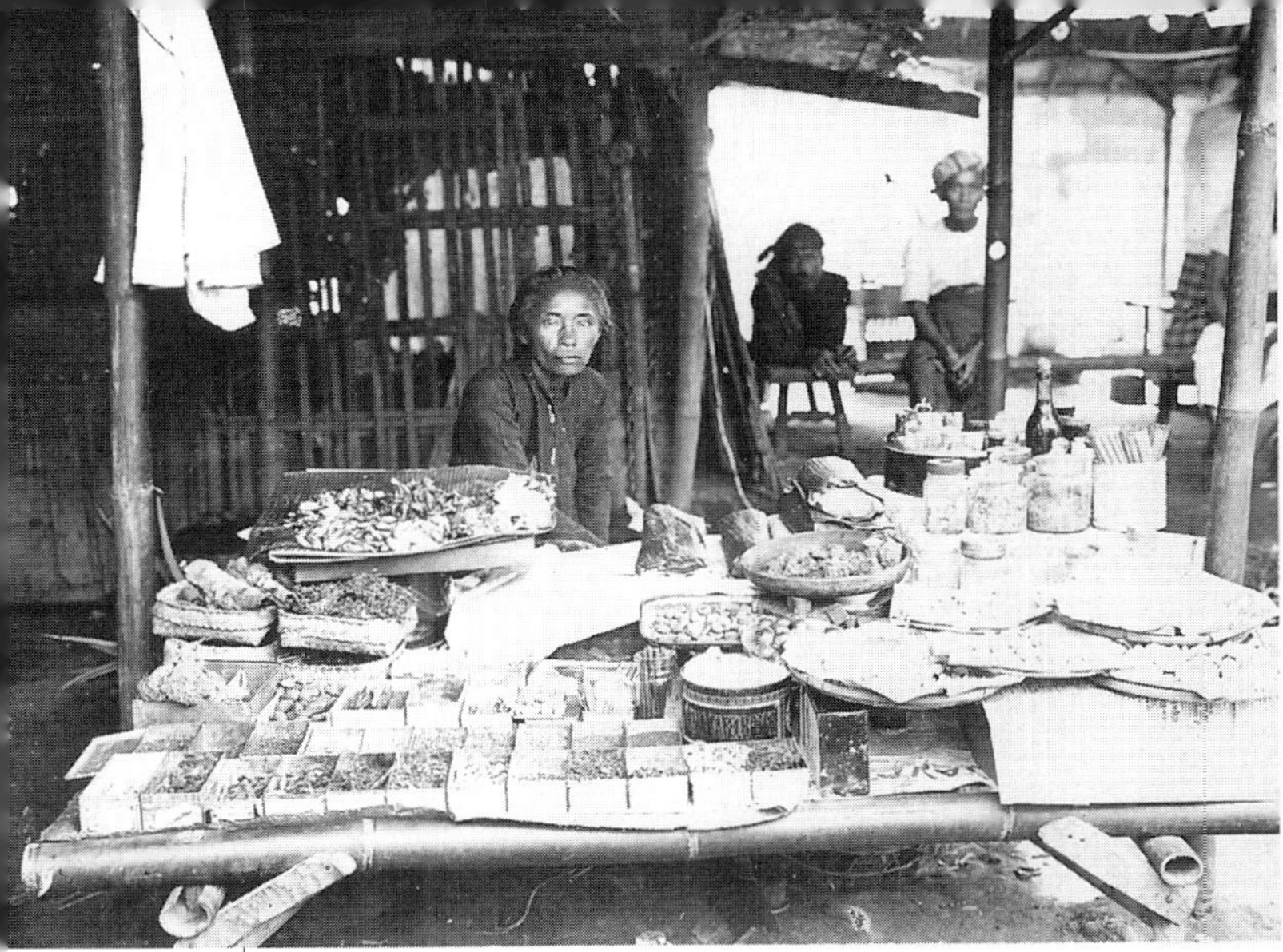

村の薬屋
人びとは、ドゥクンの診断にもとづいた
生薬ではなくても、
使い慣れた生薬や原料を
村の薬屋から買うこともできた。

を配合して用いる処方薬である、という点にある。この意味で、ヒンドゥー期に主として用いられていた生薬は、インドの医学と生薬体系が基盤となっていたといえる。なお、ヒンドゥー期には、インドネシアの生薬が漢方薬の影響を受けた可能性もあるが、これについては時代も内容もはっきりしたことはわからない。

世界の歴史において、人びとが移動するとき、通常考えられる物や文化のほかに、植物(とりわけ薬草・薬木の苗や種子)や動物などもいっしょに移動することはめずらしくない。たとえば、地中海沿岸地域で発達した生薬(ハーブ)文化を、ローマ帝国の拡大とともにローマ人が移住先で自分たちの健康を守るために、原料となる植物そのものもふくめて、ヨーロッパ各地に広めたのは、その一例である。ヒンドゥー化の過程では、かなりの数のインド人が東南アジアに移住あるいは滞在したはずである。このさい、彼らは自分たちの健康を守るためにも、インドから生薬に使う植物の種子や苗をジャワその他の東南アジア諸地域にもちこんだのであろう。

東南アジアの「ヒンドゥー化」とは、ヒンドゥー教あるいは仏教といった宗教を中核として、東南アジアにヒンドゥー文化が浸透した過程をさす。これまでみたように、少なくともインドネシアの場合、この過程には癒しの文化もふくまれていたのである。これは、インドネシアがヒンドゥー文化を受けいれるさいに、「病にたいする回答」を求めたからだろう。一方、ヒンドゥー文化をもたらしたインド系の人びとからすると、言葉のちがいもあり、宗教教義を説いても、インドネシアの人びとが簡単にそれを理解して受けいれてくれるとは思えなかったにちがいない。そこで、現地の人びとからの期待も大きい癒しの方法をもちこんだものと思われる。さらに、インド世界と東南アジア世界で共通にみられる植物については、インドからの移住者たちは処方薬としての生薬の使い方を教えたであろうし、逆にインド世界にない植物の使い方を東南アジアから学んだかもしれない。ヒンドゥー期にジャワに伝えられ、その後も引き継がれてきたジャワの生薬文化の基礎はこのようにして形成されたものと思われる。

4 イスラム化と癒し

交易・疫病《えきびょう》・イスラム化

東南アジアがいつごろからイスラム化したのかは、ヒンドゥー化の開始時期と同様はっきりしない。十三世紀末には、アラブ人やインド人のイスラム教徒(おそらく商人)が東南アジアにやってきて、イスラム教を広めたようである。しかし、イスラム教がこの地域の社会や人びとのあいだで重要な位置を占めるようになったのは、やはり十五世紀にはいってからであろう。十五世紀後半には、イスラム化したマラッカ王国(一四一四年にマラッカ王がイスラム教に改宗)が東南アジアの交易センターとしての役割をはたしつつ、東南アジアは大交易ブームに突入した。

イスラム教が交易と手をたずさえて、おもに東南アジアの島嶼部《とうしょぶ》の港町を拠点として浸透していったことは偶然ではない。東南アジアにおける商業用語の多くがアラビア語に起源をもっていることからわかるように、イスラム商人は、長いあいだに蓄積した商業的経験、資本、ネットワークとともに、イスラム教をこの地域に広めたのである。これ以後十七世紀末までの交易ブームの期間を、東南アジア史家アンソニー・リードは「交易の時代」とよんだが、ヨーロッパ史ではしばしば「大航海時代」あるいは「地理上の発見の時代」と表現される。

「交易の時代」の東南アジアでは、イスラム化が交易を刺激し、また交易がイスラム化を推し進めたともいえよう。ジャワにおける最後のヒンドゥー王国マジャパヒトは十五世紀末からジャワの北海岸に興ったイスラム諸王国の挑戦を受け、十六世紀前半には衰退した。そして一五八一年、マジャパヒトに替わってイスラム王国マタラムが興った。これはインドネシア群島地域において、ヒンドゥー権力からイスラム権力への交替がおこったことを象徴するできごとであった。マラッカのイスラム王国化、ジャワにおけるマタラム王国の成立のほかにも、スマトラ島のアチェ、西ジャワのバンテン、ボルネオ(カリマンタン)島のバンジャルマシン、スラウェシ島のマカッサル、テルナテなど、交易の時代にはじめて「国家」の名に値する政治権力が成立した。

これは、イスラム教が東南アジアの交易中心地に経済的繁栄をもたらしただけでなく、島嶼部の諸地域に宗教的にも政治的にも新たな権威と権力をもたらしたことを意味する。一五一一年にマラッカがポルトガルに占領されたことに象徴されるように、十六世紀には、東南アジアはキリスト教徒のヨーロッパ人勢力による挑戦を受けることになった。これも、東南アジアのイスラム化やイスラム王国の誕生の重要な要因となっただろう。

東南アジアにおけるイスラム化を、このように宗教、経済、政治の面から説明するのが、伝統的な歴史記述ではごく一般的である。しかし、イスラム教は、東南アジアの商人や権力者だけでなく、農民、職人、漁民など広く一般の住民のあいだにも浸透したのである。人びとが「病にたいする回答」への期待をもっていなければ、イスラム教もやはり浸透することはなかったであろう。シャム湾に面したパタニ王国の年代記は、これを考えるうえで興味深い。年代記によれば、この国の王が皮膚にひびがはいる恐ろしい病にかかり、伝統的治療者に治療させたが治らなかった。そこで、王はスマトラからきたイスラム聖者(シェイク)に治療を頼んだ。この聖者は、もし治ったら王がイスラム教徒になることを条件に二度治したのだが、王はその約束を守らなかった。王が三度目にこの皮膚病にかかり、またこの聖者に治してもらったとき、王はようやくイスラム教に入信したという。ちなみに、パタニがイスラム化したのは十六世紀初頭と考えられる。つぎに、ジャワにおけるイスラム教への改宗と癒《いや》しにかんする言い伝えを紹介しておこう。

マタラム王国期に編纂《へんさん》された『ジャワ年代記』には、だれも治すことができなかった娘の病を治してくれたイスラム聖者を、その父であるブランバンガンの王が娘と結婚させた話が登場する。ジャワにイスラム神秘主義(スーフィズム)を広めた聖者たち(ワリ・ソンゴ)にかんする伝承にも、『ジャワ年代記』と同様のエピソードが、もう少しくわしく描かれている。あるとき王国に疫病がはやり、王女も疫病にかかってしまった。王はイスラム聖者に遣いを送り、王女を治し、疫病を退散させてくれるよう頼んだ。やがて王女の病は治り、二人は結婚した。この聖者の癒しの力はたちまち国中に知れわたり、たくさんの人が癒しを求めて聖者のもとに集まるようになった。彼は、これらの人びとに治療を施すとともに、イスラムの教えも説いていった。こうして、この王国にはイスラム教が受けいれられていった、という。

パタニとジャワのエピソードは、イスラムが病を治す力をもっている、という評判が、当時東南アジアの人のあいだにあったことを物語っている。そしてイスラムを受けいれる動機のひとつに、イスラムがもっている癒しの力にたいする期待があったこともわかる。東南アジアにやってきたキリスト教の伝道師たちは、疫病が流行したときこそ、人びとを改宗させる絶好の機会であったことを書き記しているが、イスラム教を布教した人びとも同じように感じたにちがいない。ところで、これらのエピソードに登場する病は何だったのだろうか。残念ながら、年代記はこの点について何も語っていない。ジャワの伝承の場合、国中に蔓延《まんえん》していた病ということなので、天然痘《てんねんとう》、梅毒《ばいどく》、赤痢《せきり》、チフス、デング熱、マラリアなどの伝染病であったことが考えられるが、たしかではない。

では、東南アジアの人びとが、新たな癒しをイスラム教に期待するようになった時代背景とはどのようなものだったのだろうか。

世界的な規模で交易が発展したさいに、性病(梅毒)をはじめ、それまでの住民の癒しの方法では治せない病気が、インドネシアやほかの東南アジア地域に伝播《でんぱ》したと考えられる。交易は、物、人、文化だけでなく病をももたらすのである。さらに、交易の時代には、交易の中心地である港市に人口が集中した時期でもあった。繁栄する都市には海外からも周辺地域からも人びとが集まってきた。これは、外部から新たな病がもちこまれる可能性のほかに、つぎのような健康上の問題を発生させた。

まず一般的な状況として、人から人へうつる伝染病の発生率は人口密度が大きくなればなるほど高くなるため、人口が集中する都市が発展するにつれて伝染病が蔓延する危険性は高くなった。つぎに、人口が集中する都市では衛生上の問題、とりわけ清潔な飲料水の確保や汚物の処理の問題、さらには都市に移り住んだ人びとが慣れない環境のなかでいだいた精神的な不安や緊張など、病が発生する条件がそろっていた。つまり都市では、新たに病がはいってこなくても、それまでにあった病がいっそう発生しやすくなっていたといえる。たとえば、これらの交易都市では十六世紀までには天然痘は風土病となっていたようである。十六~十七世紀のポルトガル人やスペイン人は、当時東南アジアの各地で天然痘が猛威をふるっていたことを記録している。このような状況のもとで、人びとはそれまでのヒンドゥー教や土着の信仰と結びついた方法より強力な癒しを待望するようになっていたのではないだろうか。

イスラム的癒しとは

それでは、イスラム教とともに東南アジアへもたらされた癒しとはどんなものだったのだろうか。そのまえに、誤解をさけるためにイスラムの医学について補足しておこう。イスラム教とともに東南アジアにもたらされた癒しは、アラブ医学とイスラム医学とからなっていた。アラブ医学とは、古代エジプト、メソポタミア、ギリシア・ローマなど古代オリエント、地中海周辺の医学、インドのアーユル・ヴェーダ医学の理論と具体的な治療法を十~十一世紀にかけてアラブ人が統合・発展させたもので、これには、地中海周辺で発展した生薬もふくまれる。イスラム教と結びついた癒しとしては、「預言者の医術」とよばれる医術がある。これは、コーランやハディースといったイスラム教の経典から導かれた衛生法、養生法、食事療法、推奨される行為、禁止される行為、タブーなどからなっている。今日私たちはこれらふたつをいっしょにしてイスラム医学とよびならわしているが、正しくはアラブ・イスラム医学というべきだろう。

文献に登場する生薬や現代使われているジャワの生薬は、インドのアーユル・ヴェーダ系の生薬が中心ではあるが、のちにアラブ・イスラム系の薬もくわわった。アラブとかイスラムという言葉から私たちがただちに思い浮かべるのは砂漠のイメージであり、植物をおもな原料とする生薬を思い浮かべることはむずかしい。しかし、アラブ・イスラム医学の内容を考えれば、イスラム教とともに生薬、あるいは生薬と鉱物と組み合わされた薬がインドネシアにもたらされたことは十分考えられる。

なお、以上のほかに、瀉血《しゃけつ》(汚れた血液を出す治療法)やマッサージなどの治療技術や、人体は血液、粘液、黄胆汁、黒胆汁のバランスによって健康状態が決まるという、ギリシアのヒポクラテスやガレノスによって唱えられた体液理論、その理論にもとづいた「冷ー熱」(健康状態は熱の過不足によって決まる)の考え方などもインドネシアに取りいれられた。十九世紀初頭の記録によれば、ジャワではアラブ医学につうじていない治療家たちでさえ、アラブ医学の術語を使いたがったという。さらに、十九世紀中ごろのジャワでは、よく訓練された治療家のあいだでは、アラブ医学の理論が顕著であった。

ところで、ここに紹介したエピソードに登場するイスラム聖者たちも、アラブ人の医学であれ「預言者の医術」であれ、実際に効果をもたらす癒しを施すことができたにちがいない。伝承では、イスラム聖者たちが、あっというまに疫病や難病を治したように語られているが、実際にはさまざまな治療や健康法が、イスラムの教えとともに時間をかけて住民に施されていったのだろう。しかし私は、当時のイスラムの聖職者たちが、薬、食事そのほかの健康法などにくわえて、宗教的な癒しの力を示すことによって、インドネシアの人びとの信用を得たのではないかと考えている。私が考えるイスラム的な「癒しの力」とは、イスラムという一神教が発する強力な救いのメッセージと呪術《じゅじゅつ》的な力である。

私たちは、病を治すという行為を、外から患者の体に直接作用するさまざまな方法(手術や投薬など)を施す、という現代医療のありようを想像しがちである。このような方法は「癒し」というより、ヨーロッパで発展した西欧医学が得意とする「治療」あるいは「処置」といったほうがよいかもしれない。社会に疫病が流行し、不安に満ちているとき、唯一絶対の神を信ずることによって救いを得られるというメッセージは、人びとに大きな安心感を、したがって癒しの効果をもたらしただろう。しかも、十七世紀以降にはヨーロッパ勢力が徐々に東南アジア世界に進入しつつあり、そのことが大きな脅威となっていった。イスラム教は、こうした脅威に対抗する明確な指針を与えてくれたにちがいない。こうした、一神教がもつ力強いメッセージは、インドネシアの人びとに、多神教のヒンドゥー教や仏教にはない癒しの力と映ったのではないだろうか。

つぎは、イスラムがもたらした呪術的な癒しの力である。病を治す場合、まず、なぜ病になったのか、という病の原因論があり、それによって治す方法もことなる。東南アジアの多くの社会では、病は危険で邪悪な悪霊《あくりょう》がはいりこむことによって引きおこされるという考え方が広く信じられていた。人に病や不幸をもたらす悪霊の性格や強さなどは、民族や地域によりことなっていた。しかし、イスラム教はこれらの悪霊を、イスラムの世界観にあるサタンあるいはジンなどの名称ではっきりと位置づけ、また性格をはっきりとさせた。つまり、東南アジアで信じられていたさまざまな悪霊は、いったんイスラムの世界に移し変えられ(翻訳され)たのである。

病の原因を悪霊に求めれば、病を治す重要な方法は悪霊を追い出すことになる。このためには、薬草やマッサージのような物理的な治療法よりはむしろ、悪霊を追い払う呪術的な力のほうが有効になる。なぜなら、すでにイスラム世界に翻訳された悪霊は、イスラム教の力によってコントロールできるとみなされるからである。実際の治療でも、イスラムの呪文《じゅもん》や呪術が治療の場面で大きな役割をはたした。

神の祝福や助けを願う呪文をあらわすアラビア語、ドゥア(du'a)という言葉は、一六〇〇年ころまでには、病を治す呪文としてマレー語のドア(doa)という言葉となって、イスラム化した東南アジア地域で広く使われるようになっていた。当時東南アジアに広まったイスラムは、神秘主義(スーフィー派)が主流であったから、とりわけ呪術的な要素が強かったであろう。イスラム的な呪文や呪術が、実際にどれほど病を治す力があったのかはわからない。しかし、もし、呪文が人びとの不安をやわらげ、回復への自信を与え、元気づける効果をもったとしたら、それは立派に癒しのはたらきをもったことになる。つまり、病気を客観的な因果関係で理解する今日の西欧医学とはことなり、それを意味論的に理解していた当時の東南アジアの人びとにとって、呪文や呪術はけっして無意味な治療法ではなかったのである。

イスラム的癒しの導入と価値の葛藤《かっとう》

新たな癒しを受けいれるということは、住民にとって二重の意味で重大な問題であった。まず、命にかかわる病にかかったとき、それまでの癒しの方法に代えて新たな方法を採用することは、それだけでもかなり勇気がいる。しかも、新たな癒しを受けいれるということは、新たな生命観、価値体系、宗教などをふくめた世界観を受けいれることでもある。したがって、医療の問題のまえに、価値観、世界観、身体観などの面で葛藤がおこることが考えられる。つぎに、イスラム化の過程で、それまでの癒しや世界観とのあいだでどのような葛藤がおこり、どのように融合がはかられたのかを、スマトラ西海岸のアイール・ハジ地方に伝わる伝承を参考にしてみてみよう。

スマトラ島アイール・ハジの事例

ここで取りあげる伝承は、二十世紀初頭にあるオランダ人医師が現地のドゥクンから聞きとって記録したものである。この伝承は、新たな宗教や癒しがはいってきたとき、どのような問題がおこるかを考えるうえで非常に興味深い。

アイール・ハジはミナンカバウ族が住むスマトラ中央部の西海岸に位置している。ミナンカバウの人びとは、今日まで母系制を維持していることでもよく知られている。ミナンカバウの地にはかつてヒンドゥー文化の影響を受けた王国が成立していた。今も残る十四世紀に刻まれたサンスクリット語の石碑には、アディティヤヴァルマンという人物がこの地域の王であったことを伝えている。

しかし、ミナンカバウには、十五~十六世紀ころから徐々にイスラム教が浸透していった。そして十八世紀末にはイスラム化が急速に進み、十九世紀初頭にはイスラム改革運動、通称「パドリ戦争」が勃発した。パドリ戦争では、改革派と、王族およびイスラム改革に反対する人びととのあいだで激しい殺し合いがおこなわれ、その結果、王族やそのほかのヒンドゥー系勢力はミナンカバウの地から一掃されてしまった。これ以後、ミナンカバウはインドネシアでももっともイスラム化の進んだ地域のひとつとなったのである。このように、ミナンカバウでは二〇〇年以上もの年月をかけてイスラム化は進行したことになる。これによって変化したのは、政治権力や宗教だけではなかった。以上の歴史的背景をふまえたうえで、アイール・ハジの伝承をみてみよう。

アイール・ハジの人びとは、幾千もの見える精霊と、人に敵対的な見えない悪霊に囲まれていると信じ、これらを恐れていた。しかし、精霊は人間にとっていつも有害であるとはかぎらない。伝承によれば、すべての精霊はニエッ・ピタロ・グルの子孫であり、もともとは人が好きで、人とともにあった。しかし、この関係はあるときから変化しはじめた。ダウラット(アラビア語起源の言葉で「王権の聖なる要素」という意味。資料の注では「パガルユンの王」=ミナンカバウの王としている)がイスラムの教えを受けいれたい、と精霊たちに告げたところ、七人の精霊だけがこれを拒否した。ピタロ・グルはこれらの精霊を野に追放した。そして、追放された精霊たちは、復讐《ふくしゅう》のために人間に危害をくわえるようになった、つまり悪霊となったのである。ただし、ピタロ・グルは七人の精霊を追放するさい、彼らにつぎのように申し渡した。

もしお前たちが人を病気にさせ、彼らがお前たちに治してくれるよう頼んだならば、そして彼らがアダットとリンバゴ〔つまり現地の慣習〕にしたがっているならば、彼らの病を治しなさい。さもなければ、お前たちはアッラーとコーランの聖なる呪文によって打ち砕かれるであろう。

野に追放された悪霊の数はその後一二万四〇〇〇にも増加し、いくつかの階級に分かれた。悪霊の頂点には、ラージャ・ソレイマン・プティ(白)、ラージャ・ソレイマン・クニン(黄)、ラージャ・ソレイマン・イジャウ(緑)、ラージャ・ソレイマン・イタム(黒)、という四人のラージャ・ソレイマンが君臨していた。ここで、ラージャとはサンスクリット語の「王」を意味する言葉である。四人の悪霊の王は順に、白い雲、黄色い雲、雲の山、地上の山に住んでいた。それぞれのラージャ・ソレイマンは、配下の悪霊を監督するための監督官であり、命令伝達者であるドゥバランを従えていた。さらに、ラージャ・ソレイマン・プティ、クニン、イジャウ、イタムはそれぞれ三人の従者をもっていた。これら四人の監督官の下に、残りすべての悪霊たちが、ハントゥ、セタン、ジヒンまたはジン、ウビリスという四つのグループに分かれて従っていた。これらのうちハントゥは人間にもっとも危害をくわえる悪霊で、ウビリスは人に直接に害を与えるというより、善なる道から人をそらせてしまう悪霊である。

この伝承はいくつかの点で興味深い。第一に、この伝承は病にかんする観念および癒しの問題が、宗教と深くかかわっていたことをはっきりとしめしてくれる。第二に、したがって、宗教が変わるとき、病の観念も癒しの方法も変わることを暗にしめしている。第三に、この伝承では、ミナンカバウ社会がヒンドゥー的世界からイスラム的世界へ移行したさいに、両者のあいだで少なからず対立があったことが象徴的に語られている。まず、ピタロ・グルはバタラ・グルともよばれ、マレー世界ではヒンドゥー教のシヴァ神をさす。したがってこれは、ミナンカバウにおけるヒンドゥー的権威とヒンドゥー的世界の象徴であった。そして、すべての精霊はピタロ・グルの子孫であるから、精霊たちもピタロ・グルのもとで人と共存しつつ、ヒンドゥー的世界を構成していたのである。

しかし、ミナンカバウの王がイスラム教を受けいれることを決めたさいに、一部の精霊はこれを拒否したために、ほかならぬヒンドゥー世界の象徴であるピタロ・グルによって野に追放され、人間に病を引きおこす悪霊とされてしまったのである。かつては、人びととともにあり、おそらく守護霊的な意味づけをされていたであろう精霊が、イスラム教を拒否したばかりに一転して悪霊となってしまったのである。このくだりは、ミナンカバウの人びとのあいだでおこった、ヒンドゥー的世界観からイスラム的世界観への移行が象徴的にしめされている。そして現実にも、ミナンカバウのイスラム勢力が、それまでミナンカバウを支配していたヒンドゥー勢力の抵抗を受けながらも、それを排除しつつ実質的な支配を徐々に確立していった歴史があったことを物語っている。

第四に、イスラム勢力は政治勢力としてのヒンドゥー勢力を追い出したものの、ただちにすべての影響力を排除してしまったわけではなかった。悪霊たちは、人を病にすることもできるが、ミナンカバウの人びとが古くからの伝統や文化を守っているかぎり、彼らが本来もっている力によって病を癒すこともできる、という二重の役割を与えられている。この伝統や文化には、ミナンカバウ族の母系制的要素や、いくぶんかはヒンドゥー的価値観もふくまれていたはずである。しかも、この伝承が語られた二十世紀初頭においても、人びとはこれらの悪霊の存在を信じていたのである。ヒンドゥー的世界は、社会の表舞台からは消えたが、住民の観念世界にはまだ生き続けていたわけである。いずれにしてもミナンカバウにおけるイスラム化は、それまでの宗教、政治、慣習などと妥協しながら長い時間をかけて人びとの生活に浸透していったのだろう。

ヒンドゥーの神であるピタロ・グル＝シヴァ神が、命令に従わない悪霊たちに、アッラーとコーランの聖なる呪文によって打ち砕かれるであろう、と申し渡していることは皮肉である。しかし、この部分には、インドネシアで広まったイスラム的な癒しの、ひとつの重要な要素がしめされている。インドネシアの、とりわけ神秘派のイスラム教徒は、呪文に代表される言葉のもっている癒しの力にたいする信仰が強い。この背景には、そもそも病がハントゥやジンなどの悪霊によって引きおこされ、悪霊はアッラーやコーランの言葉によって追い払うことができる、という観念があるからだろう。

ミナンカバウはインドネシアのなかでもイスラム教が深く浸透した代表的な社会のひとつである。それでは、イスラム化を拒否した社会は、病と癒しに関連して、まったくイスラム的癒しを受けつけなかったのだろうか。これをみるためには、今日までヒンドゥー教を信仰し、イスラム化を拒否したバリ・ロンボック島社会の事例をみる必要がある。

バリ・ロンボック島の事例

バリ島に残る、天然痘の治療にかんするさまざまな伝承やヤシの葉に刻まれた文書——以下ではこれらを総称して伝承と表現する——、とりわけ「マジャパヒトの終焉《しゅうえん》にかんする秘密の神秘的知識——天然痘の癒し」と題する伝承は、バリ島における病と癒しとイスラム化についての複雑な事情を物語っている。まず、バリ島に天然痘が流行するようになったのは、ジャワのヒンドゥー王国マジャパヒトが没落して古い秩序が崩壊したこと、代わって一神教のイスラムが勃興したことが原因である。さらに伝承は、そもそも天然痘は悪霊によって引きおこされるものであるとし、それらの悪霊にイスラムと関連したタイトルをつけている。つまり、イスラム教と天然痘とが重ねあわされているのである。さらにバリの伝承は、交易の発達(商業勢力の拡大)とイスラム化、マジャパヒト王国の崩壊、そして天然痘の流行を関連づけており、イスラム化を

「悪いこと」として描いている。

イスラム化を拒否する態度をしめす一方、伝承はイスラムの呪術的力、知恵、習慣などを借りて天然痘に対抗しようとしたことも記している。天然痘を引きおこす悪霊を追い払う呪文(マントラ)にはイスラムに関連した人名や地名が頻繁に登場する。さらに、天然痘にかかった人は四二日間肉を食べてはいけない、豚やトカゲのようにとくに「危険な」肉を食べてはいけないし、それらは供物《くもつ》として神に捧げなくてはならない、天然痘の患者は闘鶏《とうけい》で死んだ鶏の肉を食べてはならない(イスラム教は闘鶏というギャンブルを禁じている)、天然痘で死んだ人の遺体は、それまでのバリの習慣であった火葬ではなくイスラム化したジャワと同様の方法で埋葬されなければならない、といった、明らかにイスラムの教義を意識したことがらが禁止事項としてしめされている。バリの人びとが、宗教的な信仰を一部とはいえ修正してまでも、イスラムのもつ新たな癒しの力に頼ろうとしたのはなぜだろうか。

バリ島では過去に天然痘が猛威をふるい、多数の犠牲者を出したようである。十五〜十六世紀のころの事情はわからないが、十九世紀初頭の天然痘の大流行では、バリ島のある王国では住民の四分の三が天然痘のために死亡してしまったという。ここで取りあげたのは天然痘だけであるが、実際にはさまざまな病が流行し、多くの命を奪ったにちがいない。バリ島に今も伝わる儀礼やダンスの大部分が、過去におこった病の流行にかんする恐怖の記憶を表現し、病の流行を阻止する祈りと関係していることからもわかるように、病は人びとの意識の奥にしっかりと根づいているのである。

過去においては、いったん疫病が流行すると、人びとは生薬を利用することを除いて、あとは宗教的な祈りと癒しの力に頼るほかはなかったのである。イスラム化の波が東南アジアに押し寄せていた十五〜十六世紀、イスラム勢力はとりわけ島嶼部において、宗教だけではなく経済や政治の面でも優勢になりつつあった。このような状況のもとで、バリの人びとの目にはイスラムがもつ癒しの力のほうが、それまでのヒンドゥー・仏教系の呪文や生薬より強力で頼りがいがあると映ったにちがいない。

天然痘に対抗するために部分的とはいえ、イスラムの教えを取りいれたことを、バリの人たちはどのように自らに納得させたのだろうか。伝承が語るひとつの説明は、天然痘に軽くかかっておくことによって、死にいたるような悪性の天然痘をより無害な状態に変えることができる、というものである。つまり、イスラム化することを変形したかたちで取りこむことによって、バリ社会が本格的にイスラム化することをふせいだ、という理由づけがおこなわれたのである。これは、病と宗教の問題を重ねあわせた比喩的表現であるが、どうやらバリの人びとは、天然痘にかかっておくことの免疫効果を経験的に知っていたようである。もうひとつの説明は、天然痘をシヴァ・ブッダ神の贈り物とみなし、バリ社会がイスラム化されないことの代償として天然痘を受けいれたというものである。

ロンボック島に伝えられた、もともとはバリ島の天然痘にかんする伝承はこの点をもっとはっきりと物語っている。それによれば、ジャワからヒンドゥー教の聖者（ブラーフマン）がロンボック島にやってきたとき、そこでは天然痘が大流行していた。このブラーフマンは、天然痘の流行を、ロンボックの人びとがイスラム教に改宗したためであるといい、少しかたちを変えたイスラム（一日三回のイスラム教）にしなさい、と説教した。人びとがこれにしたがったため、流行はまもなくおさまったという。ここで「一日三回のイスラム教」とは、

101 イスラム化と癒し

一日五回のお祈りをする本来のイスラム教ではない、不完全な変形したイスラム教というほどの意味であろう。以上みてきたように、ヒンドゥー化とイスラム化という大きな歴史の流れの背後で、新たな癒しの方法が宗教と一体となって東南アジアにもたらされたのである。

医療の中国化はなぜおきなかったのか

これまでふれてこなかったが、東南アジアと外部世界との接触という点では、中国を無視するわけにはゆかない。実際、中国人はインド人におとらず、あるいはもっと古くから東南アジア地域にやってきていたはずであり、彼らは中国の漢方薬、鍼灸《しんきゅう》、気功などをふくむ医療体系および医療の理論をもっていた。しかし、中国に接し、長いあいだ中国の支配を受け、中国文化の影響を強く受けたヴェトナムを除けば、中国の医療体系はヒンドゥーあるいはイスラム的な癒しのように東南アジア社会でははっきりとしたかたちで定着しなかった。

おそらく、くわしくみれば、東南アジアで用いられてきた生薬のなかには、中国の漢方から学んだものがふくまれているだろう。体の状態や病の原因にかんする「冷ー熱」という考え方にも、おそらく中国の影響があっただろう。しかし、これらをふくめても中国の医療は部分的であり、東南アジア社会に広く中国の医療が浸透したとはいえない。これはちょうど、東南アジアのヒンドゥー化あるいはイスラム化と同じ意味で、東南アジアの宗教的・文化的な「中国化」がおきなかったことに対応している。東南アジアには多くの中国人が住んでおり、中国の医療体系が現地に定着しても不思議ではないのに、実際にはそうならなかったのはなぜだろうか。この疑問にたいする私の考えを、推測を混じえて述べておこう。

ヒンドゥー的癒しもイスラム的癒しも、東南アジアに伝えられたとき、それらはヒンドゥー・仏教、イスラム教とセットになっていた。したがって、これらの宗教を伝えた人たちは、それぞれの世界観、宇宙観、生命観などの宗教・思想体系を説いたはずであり、東南アジアの人びとも、たんに医療知識だけでなく、その背後にある宗教・思想体系とセットで受けいれたのである。これにたいして、東南アジアにやってきた中国人は、多くの場合自分たちだけのコミュニティーをつくり、そこでは中国の宗教、思想、医療が生活のなかに生きていたが、それらをまわりの住民に伝えようとした形跡は見あたらない。もちろん、ここでもヴェトナムは例外かもしれないが、少なくとも、インドネシアの場合はこのような状況があてはまる。

中国人が、なぜインド人やイスラム教徒のような努力をしなかったのか、そして東南アジアの人びとが積極的に中国の宗教や思想を学ぼうとしなかったのかはわからない。東南アジアに来た中国人は、まず商業に関心があり、政治的にも社会的にも現地社会のなかで確固たる地位を築くことに関心がなかったのかもしれない。一方、東南アジアの人びとは、中国の宗教や思想に接するチャンスがなかったのか、あるいはそれらの内容があまりにも自分たちの世界観とことなっていて親しみがもてなかったのだろうか。実際、東南アジアの仏教は、インド、スリランカなどから伝えられた上座部仏教が中心であり、この点でも中国の影響は少なかったといえよう。いずれにしても、独自の医療体系をもつ中国という大きな文明と古くから直接に接触しながらも、中国の医療や宗教が東南アジアにあまり大きな影響を与えなかったのは事実である。これは、東南アジア史における今後の研究課題である。

5

西欧医学との遭遇

科学としての西欧医学

イスラム化が進行していた十六〜十七世紀、東南アジア世界は新たな癒《いや》しの体系、つまり西欧医学と遭遇することとなった。当時の西欧医学は、東南アジアで用いられていた医療とはかなりことなった方向に歩みはじめていた。十七世紀のヨーロッパでは、ガリレイ、ケプラー、ニュートン、デカルト、パスカルなど近代科学の基礎を築いた天才たちがぞくぞくと登場し、いわゆる「科学革命」が勢いよく進行していた時期であった。当時、医学の分野でも、ウィリアム・ハーヴィーが『動物における心臓と血液の運動にかんする解剖学的研究』(一六二八年)を著わし、人体の解剖学的理解が大きな飛躍をとげていた。当時の医学も、科学主義、自然主義、合理主義という時代の空気を共有していたのである。

西欧医学（理論的側面をしめす医学という言葉と、治療など臨床的側面をしめす医療という言葉は別の概念であるが、ここでは両者をまとめて医学と記す）は、ヒンドゥー系の癒しともイスラム的癒しともかなり性格がことなっていた。まず、西欧医学は病気の原因を悪霊《あくりょう》など霊的な問題として理解しなかった。したがって、病気の治療には悪霊を追い払い、霊的な力を与えるなどの呪術《じゅじゅつ》は用いられなかった。つぎに、それは人間の体を物的な存在と考え、臓器とその働きを機械論的にとらえる傾向があった。古くは医学をフィジックといい、現代でも医者をフィジシャンとよぶが、これらの言葉はもともと、医学よりも自然科学的な「物」や「物理」という概念に近かったのである。

解剖学を基礎とした西欧医学は、外科的な治療、とくに手術を積極的に採用した点でも東南アジアの癒しとは大きなちがいがあった。これは、人体を自然物とみるヨーロッパ的な身体観と、そこに霊的な要素も認める東南アジアの身体観、世界観とのちがいでもあった。別な角度からみると、西欧医学は宗教的観念から切り離されたかたちで東南アジア世界にはいってきたのである。ただし、内科的な治療に用いる生薬の利用にかんしては、植物の種類にちがいはあっても、ヨーロッパと東南アジアとその水準に大きなちがいがあったわけではない。それどころか、オランダ人は、インドネシアをはじめとする東南アジアの熱帯地域で、住民が利用していた薬草を熱心に研究したのである。

西欧医学との出会い

さて、ヨーロッパ人は、東南アジアに本格的に進出するようになった十七世紀以降、交易の拠点として東南アジア各地に商館をもつようになった。そこには、本国から派遣されたヨーロッパ人が常駐していた。オランダやイギリスなど、寒冷の地からやってきたヨーロッパ人は、熱帯の気候に慣れていないだけでなく、本国にはないさまざまな病気にさらされ、実際に多数の病死者を出した。このため、東南アジアに設けられた商館には、ヨーロッパ人の医師が派遣されていた。これらの医師は、ヨーロッパ人商館員の治療を第一の任務としていた。しかし、交易を円滑におこなうために彼らは、王侯貴族や富裕階層など現地のエリートから要請があれば治療をおこなうこともあった。東南アジアが西欧医学と遭遇したのは、はじめのうちは、このようにごく一部の人たちをつうじてだけであった。

　十六〜十七世紀の東南アジアは、交易ブームにわき、ヨーロッパ勢力と東南アジア諸国との衝突があり、東南アジア内部にも新しい王国があらわれるなど、大きなできごとや事件がつぎつぎとおこっていた時期であった。当時の東南アジアは、このようなダイナミックな歴史の変動期にあり、人びとの関心も政治や経済に向けられてきたため、西欧医学との遭遇というできごとの歴史的な意味について語られることはほとんどなかった。しかし私は、西欧医学が東南アジアに与えた影響は、たんに医療の面だけでなく文化の面でも、ヨーロッパ人による支配の道具としても、長期的にはかなり大きかったのではないかと考えている。

　十七世紀に、商館付きの医師がヨーロッパ人だけでなくアジアのエリートの治療をもおこなっていたことはすでに述べた。このころ日本では、長崎の出島にいたオランダ人医師が一六四九年にはじめて江戸に上って将軍に会い、これ以後、オランダ医学を学ぶ、いわゆる「蘭学《らんがく》」が長崎を中心に日本各地に広まっていったことはよく知られている。東南アジアでは、シャム(タイ)のアユタヤの王の要請にもとづいてバタヴィア(ジャカルタ)から送られたフランス生まれの医師(外科医)が、一六七二年から十八世紀前半まで、親子三代にわたって、王および王室の女性を治療する王室付きの医師として活躍した。同様に十七世紀には、トンキン(ハノイ)、アンナン、アラカン(ミャンマー)の支配者から請われてオランダ人医師が宮廷で働いていた。

もう少し時代がたつと、場所によっては必ずしもエリートでなくてもヨーロッパ人医師の治療を受けることがあったようだ。あるマレー人の自叙伝に書かれた、十九世紀初頭のシンガポールにおける体験は、西欧医学の外科的な治療が一般の人びとのあいだでも高い評価を得ていたことをしめしている。彼は、足にできた水腫《すいしゅ》を治すためにマレー人、インド人、アラブ人医師の治療を受けたが治らなかった。そこで、シンガポール在住のヨーロッパ人医師に診《み》てもらったところ、この医師はごく簡単な手術で水腫を治してしまった。しかし彼が驚いたのは、この医師自身が片方の足を切断している事実を知ったときだった。彼は「まったく驚いたのは白人の力である。命をよみがえらせること以外、何でもできる」と驚嘆した。このニュースはシンガポールばかりでなく、同じ日のうちにマラッカまで伝わり、多くの人がそのヨーロッパ人医師をおとずれたという。

マレー、アラブ(イスラム)、インド(アーユル・ヴェーダ)の治療、つまりそれまで東南アジアでおこなわれていた癒しの方法をすべてこころみても治せなかった水腫を、西欧医学が得意とする外科手術による治療で、いとも簡単に治してしまったことに、自叙伝の著者が驚いたのは理解できる。しかし、もうひとつ重要な点は、このうわさがたちまちマラッカにも広まって、人びとがこの白人の医師をおとずれた事実である。この医師は、商館付きの医師ではなく、シンガポールで個人の資格で活動していた医師であろう。いずれにしても、この事例から、王侯貴族など一部の人だけではなく、シンガポールのようなヨーロッパ人が多く住んでいた都市では、ごく普通の現地の住民も西欧医学に接する機会があったことがわかる。

インドネシア地域でも、支配者たちはヨーロッパ人医師の治療を望んでいた。はやくも一六三八年にはバンテンのスルタンが、オランダ人医師に彼の妻を治療してもらっている。それ以後十七世紀にはスカダナ(カリマンタン)、マタラム(ジャワ)、ボネ(マカッサル)のスルタンやその家族が、ヨーロッパ人医師の治療を依頼するようになった。これらの事例に登場するヨーロッパ人医師とは、ほとんどが外科医で、彼らは現地の人びとに手足の切断手術、骨折治療、腫瘍《しゅよう》の切除、瀉血《しゃけつ》などをおこなっていた。もっとも、当時は消毒も十分ではなかったので、ヨーロッパの「科学的」治療は、「命を助けるよりも殺した患者のほうが多かった」かもしれない。それでも、このような外科的治療はそれまでの癒しにはなく、結果が目に見えやすいということもあって、しだいに人びとの信頼を得ていった。

インドネシアにおいては、ジャワの宮廷はとりわけヨーロッパ人医師を重用していたようだ。ふたつの事例を紹介しよう。一七二六年三月、ジャワのスルタン、アマンクラット四世は、腫《は》れ物、腹痛、腹部のガス膨満《ぼうまん》、悪寒《おかん》に襲われた。彼は以前、ジャワにいたオランダ人から与えられたオランダ製アニス水(アニスはギリシア、エジプト原産の、セリ科の一年草)が効いたので、このときもこれをオランダ人駐在官に要求した。このオランダ人は、アニス油(アニスの実から抽出した揮発性の油)をアマンクラット四世に与えた。彼はこれで一時

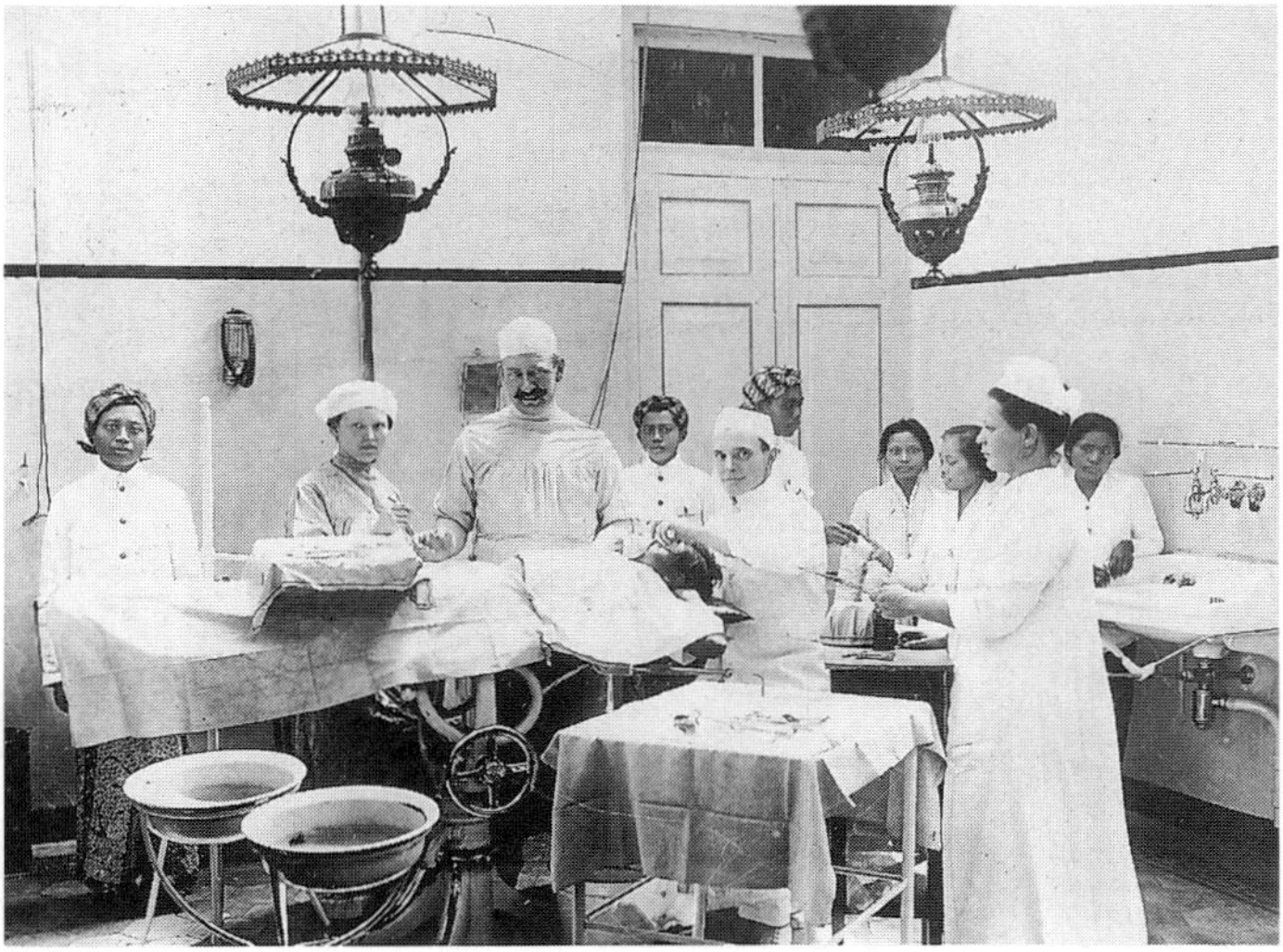

近代的病院の手術室
バンドンのキリスト教教会が
運営するイマニュエル病院(1910年)。
オランダ人医師と看護婦、
現地人助手(男性)と現地人看護婦が
チームを組んでいた。

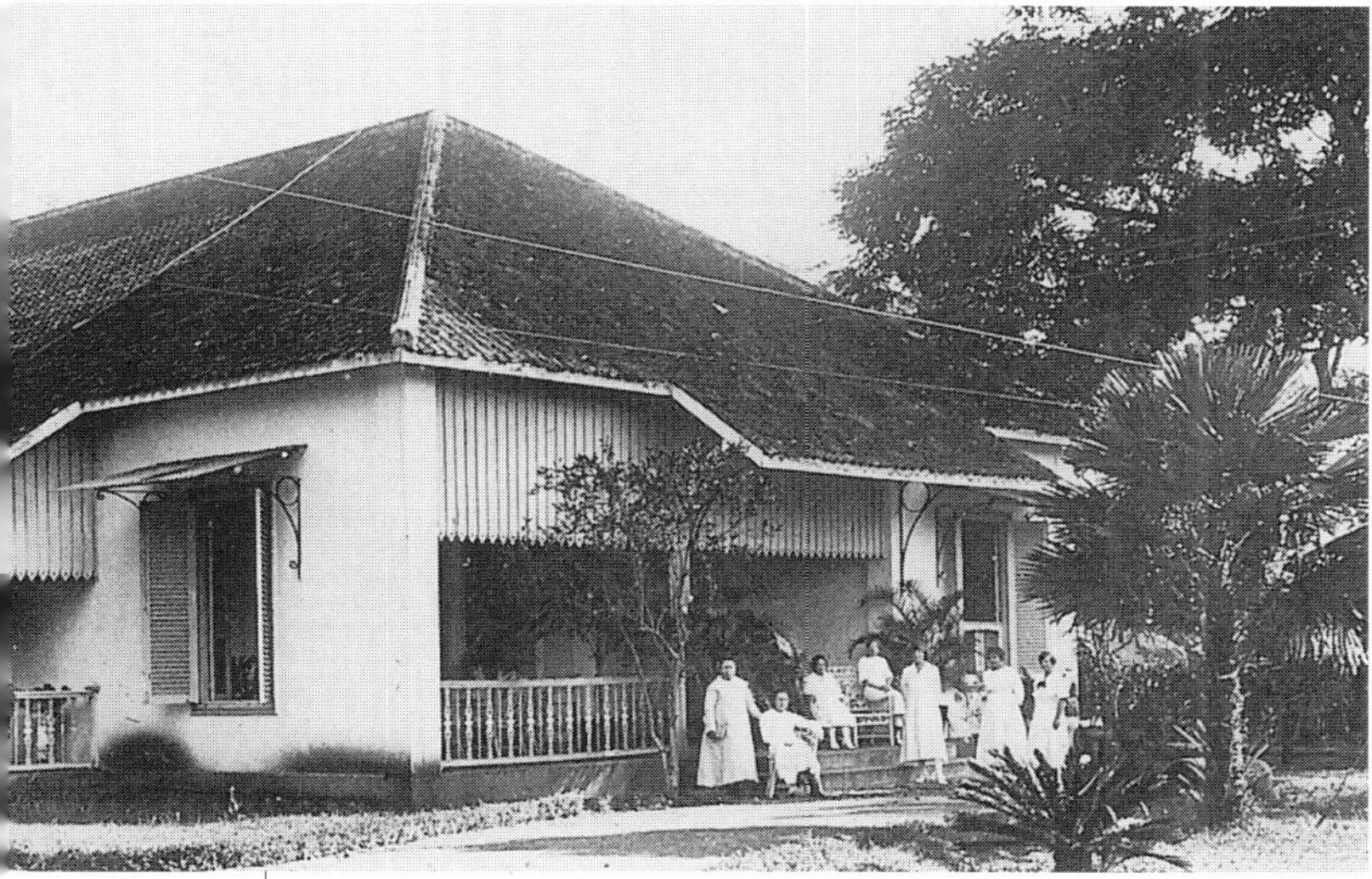

病院に付設された看護婦寮と
現地人看護婦
マントゥリ、一九二二年。
オランダによって建てられた近代的な病院は、
看護婦用の寮をもっていた。

は健康を回復し、その後しばらくは名声の高いドゥクンを宮廷に呼び寄せ、彼の処方する薬を飲んでいた。しかし、四月にはいると、この王は激しい嘔吐《おうと》と失神に襲われ、体には青や赤の斑点《はんてん》、さらに小膿胞《のうほう》があらわれていた。彼は心臓の不整脈をもわずらっていた。二度目の発作がおこったとき、宮廷は別のドゥクンをよぶ一方、オランダ当局にオランダ製の薬、パン、そして甘い白ワインを要求した。

アマンクラット四世の場合、ジャワ人のドゥクンが処方する薬(ジャムー)とオランダの薬の双方を用いていたが、つぎの事例は、さらにヨーロッパの医療にたいする信用が高まった様子を示している。イギリス統治時代には、ジャワの宮廷家族の治療は、ジャワ人のドゥクンとイギリス人医師が担当するようになっていた。マンクヌガラ王家の王ハメンクブウォノ三世は、病に倒れたときジャワ人のドゥクンが処方するすべての薬を拒否し、ヨーロッパ人医師の治療を受けることを強く主張した。これは、西欧医学にたいする期待が王族の一部には非常に強かったことを示しているようにみえる。もっとも、これら王族は西欧医学を、科学的であるからという理由で信頼していたのではなく、ヨーロッパ人医師もまた、新しいタイプの呪術師とみなし、西欧の医学も新しい呪術のひとつとみなしていたのである。

以上は、治療を受けた患者が王族という特別な事例であるともいえる。インドネシアの場合、一八一七年以降のオランダによる植民地支配がはじまるまで、王族などのエリート層、都市の一部の住民以外は西欧医学に接する機会はなかった。ただ、それ以前にも、あとで一般住民にとっても重要な意味をもつようになる、ふたつの医療上のできごとがあった。ひとつは、よどんだ水から発生する悪臭が病の元になるという考えから、一七五三年にバタヴィア城周辺の水路の改修工事がおこなわれたことであった。もちろんこれは、バタヴィア城内に住んでいたオランダ人や東インド会社職員の健康のためであったが、バタヴィアをマラリアから守る最初の公衆衛生事業となった。

もうひとつは、一七七九年に天然痘《てんねんとう》対策として人痘接種がバタヴィアに導入され、一八〇四年にはフランス統治下で、牛痘の接種(以下たんに種痘と表記する)がジャワにもちこまれたことである。イギリス統治期にジョクジャカルタでおこなわれたサンプル調査では、生まれた子供のうち一〇%が天然痘で死に、十四歳以下の子供の全死亡数のうち一六％は天然痘によるものであった。イギリス統治期にも、植民地当局は種痘を住民に受けさせようとしたが、住民はこれをほとんど受けなかったし、植民地政府も強制しなかった。のちにオランダ植民地政府は、天然痘とマラリア対策をインドネシアにおける医療行政の中心において実施してゆくことになるのだが、水路の改修と種痘は、その出発点となった。

なお、天然痘とマラリアほど注目されなかったが、梅毒《ばいどく》の蔓延《まんえん》にたいしてイギリス植民地当局は水銀による治療をこころみた。しかし、住民はそれまで使っていた現地の生薬を全面的に信頼していたため、水銀療法を拒否した。ここで用いられた水銀治療とは、「この苦痛に満ちた不快な治療」という表現から判断すると、水銀を軟膏《なんこう》にして患部に塗る治療ではなく、苦痛をともなうことでヨーロッパでも恐れられていた燻蒸《くんじょう》法による水銀治療であったと思われる。あるイギリス人の行政官も、これほど暴力的でその効果がはっきりしない治療をおこなうのは危険であると述べている。他方でこの行政官は、「これほど貞節が軽んじられ、乱脈な性交が頻繁におこなわれているかぎり、この病気を減

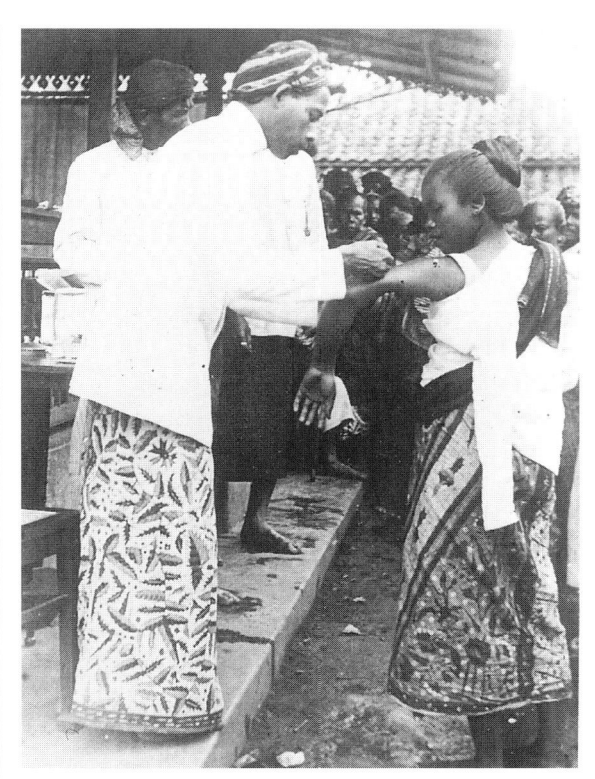

種痘を受ける住民
第1回目の接種のあと、
繰り返し接種を受けることによって
免疫力が高まる、と考えられていた。
原則として6年に1度は
接種を受けるものとされた。

らすことはむだな努力である」とさじを投げている。これは、医学的というより、社会・文化的な問題であるといえよう。

以上、みたようにイギリス統治期までにインドネシアでおこなわれた西欧医学は、その方法が限られていたうえ、強制的に住民に押しつけられたわけでもなかった。このため、イギリスの植民地当局が導入しようとしても住民が拒否すれば、それ以上のことはおきなかった。

植民地支配と医療行政

インドネシアは十七世紀末以来、オランダ東インド会社の支配下にあったが、途中でイギリスの統治期(一八一一〜一六年)をへて、ふたたびオランダの植民地政府によって支配されることになった。これ以後、医療の問題はインドネシアに滞在するオランダ人の健康を守るだけでなく、植民地行政の一部となった。植民地政府は、日常的な医療行政のほかに、人びとの命や健康をおびやかす病が発生した場合、住民が希望してもしなくても、あるいはたとえ反対であっても、必要であれば警察の力を借りてまで、西欧医学の医療を押しつけるようになった。

植民地政府によるこのような圧力は、植民地支配が徹底するにつれて強くなった。というのも、都市の拡大、道路・鉄道など交通網の発展、農業開発などによって、ますます多くの住民が病にかかるようになり、植民地当局にとっても病の問題はいっそう重要になったからである。もっとも、植民地政府による医療行政が本格化するのは十九世紀末以降のことであるので、ここではその第一段階として一八七〇年代までをあつかうことにする。

この第一段階では、一般の住民と西欧医学との出会いからあまり時間がたっていないために住民の不信感があり、植民地当局も熱帯地域での医療政策にかんして経験が不足していたために、住民からの反発も強かった。一方、この時期にはインドネシアもコレラの世界的流行(パンデミック)にみまわれるなど、住民は新たな病の恐怖にさらされるようになった。当時はまだ西欧医学そのものが発展途上にあり、治療の多くの分野で東南アジアの水準とそれほど大きなちがいがなかった。そのなかでも、住民にとって深刻な病で、その予防法において西欧医学が一歩進んでいたのは天然痘にたいする種痘であった。まずこの問題からみてみよう。

種痘にたいする住民の反応

天然痘は古くからインドネシア地域にみられた病であり、生薬や呪術などの伝統的な対処の方法はあった。しかし、天然痘がある地域に集中的に発生する、いわゆる大流行(エピデミック)が発生すると、これらの方法では対応しきれなくなった。人びとは、流行が過ぎ去るのをじっと待ったり、スマトラのパレンバン地方のように、病を引きおこした悪霊を追い払うために村の外に寺院を建てたり、感染した子供たちを閉じ込めるための隔離小屋を建てたり、あるいは、極端な場合には、村人が村を捨てて出ていってしまう、といった方法で対処するしかなかった。もちろん、当時の西欧医学は、いったん天然痘が発病してしまったら、それを治療する有効な方法をもっていたわけではなかった。しかし、インドネシアには天然痘の予防法として、一八〇四年に牛痘の接種が導入されていたので、植民地政府はこの普及につとめた。

植民地政府は、まず、王やスルタンの称号をもつ現地の支配者や植民地政府の現地人官吏(多くの場合王族やその家臣など現地のエリート層であった)を説得し、彼らをつうじて種痘を実施する、という方法をとった。ときにはこれが成功して、多くの住民が種痘を受けることもあった。たとえば一八一九年にはマカッサルの王が、一八二〇年にはマドゥラのスルタンが、オランダ人医師の説得に応じて種痘をおこなうことに協力した。これらの事例では、住民からの反発はあまりなかった、と報告されている。この場合、住民は自分たちの首長である王やスルタンの命令だからこそ種痘に応じたのだろう。

また、西ジャワのプリアンガン地方でおこなわれたように、人びとから尊敬されているイスラム教の指導者に接種を頼んで実施したところ、住民も素直に応じたようである。この場合、どのような経緯で、なぜイスラムの指導者たちが種痘を受けいれるようになったのかはわからない。しかし、少なくとも政府と住民のあいだに住民が信頼できる人たちをおけば、西欧医学にたいする反感もかなり弱まったことはたしかである。この地方では、一八一七年には約五七〇〇人が接種を受けただけであったが、二一年には接種者は四倍以上にも増えた。この増加の背景には、このような事情があったものと思われる。

しかし、種痘にたいする住民の好意的な反応はめずらしく、むしろさまざまな住民の抵抗にあうことのほうが多かった。まず、種痘は体に小さなキズをつけるので、これは全知全能の神、アッラーにたいする冒瀆《ぼうとく》である、という宗教的感情からの反発があった。ジャワ北海岸にあるバウェアン島では、一八二一年に種痘が導入されたさい、現地人官吏(レヘント)やイスラム指導者が子供たちに種痘を受けさせることを禁止した。この地域のオランダ人州長官(レジデント)は、宗教的理由から種痘の実施がうまくゆかないことを認め、結局これをあきらめてしまった。

種痘にたいする疑いや反感から、住民のあいだにはさまざまなうわさが広まった。たとえば、植民地政府の本当の目的は、種痘のさいに呪文《じゅもん》をかけ、それを受けた住民を軍隊にとってしまうことにある、といううわさが流れた。このため、種痘をおこなうスタッフがやってくることがわかると、多くの住民が山や森の中に逃げこんでしまった。また、種痘の本当の目的は天然痘から住民を守ることではなく、オランダ人州長官が飼っている大きなワニの餌《えさ》として与えるために子供たちを集めることである、といううわさも広まった。このため、子供をもつ母親はあわてて子供とともに森の中に逃げこんだりした。

種痘にたいしては、宗教的・文化的な拒否反応、植民地支配にたいする政治的反発、未知の医療にたいする不安にくわえて、偶然の不運から発した住民の誤解もあった。たとえば、種痘をおこなった子供がたまたま死んでしまった場合、周囲の人びとは種痘によって子供が殺されたと思いこみ、これにたいして強い反感をもつこともあった。また、種痘がおこなわれた時期と天然痘の流行がたまたま重なってしまった場合にも、その原因は種痘であると住民が誤解することもあった。

種痘という住民にとって未知の医療がもちこまれたとき、宗教や文化的な背景がなくても、未知であるというそのことだけで種痘が拒否されることもある。セレベス(スラウェシ)島のゴロンタロ県では、住民が種痘にたいして「乗り越えることができない恐怖」をいだいていたため、これはなかなか普及しなかった。しかし、一八四〇年に天然痘が大流行し、多くの人が死んだとき、人びとはようやく種痘を受けはじめたという。最初のうち未知の種痘にたいして強い恐怖をいだいていた住民も、実際に天然痘によって多くの人が死ぬようになると、死ぬよりは種痘を受けたほうがよいと考えるようになったのだろう。

また、同じくセレベス島メナド県のある島では一八五五年に、現地人の校長とキリスト教宣教師によって種痘がおこなわれ、多くの人が種痘を受けた。しかし、翌年に島の火山が爆発したとき、島民はこれを、種痘がおこなわれたからにちがいないと思い、これ以後の数年間、種痘をまったく受けなかった。そして、しばらく様子をみてふたたび種痘を受ける人が少しずつ増えていった。この例には、新しい医療が身近にあらわれたとき、住民がいだいた不安と期待がよくあらわれている。

以上のような問題をかかえながらも植民地政府は、ときには力をもって種痘を広めた。ジャワ全体で種痘を受けた人数をみると、一八一八年には五万四二〇人であったものが、二〇年には約八万人へとかなり急激に増えた。植民地政府の圧力があったとはいえ、これらの数字はけっして少ないとはいえない。政府による強制と住民の要請とがいっしょになって、種痘の効果は十九世紀の後半以後にあらわれてくるのだが、それについては第六章で説明しよう。つぎに、コレラの第一次世界的流行《パンデミック》にたいして植民地政府はどのように対応し、それにたいして住民がどのように反応したかをみてみよう。

コレラの第一次大流行

一八一七年、インドのベンガルに停泊していたイギリス船に乗っていた兵士が、当地で流行していたコレラに感染した。これが、コレラの世界的大流行のはじまりであった。一八一九年十二月、オランダ植民地政府はコレラが西のモーリシャス、ペナン、マラッカ、マレー半島のケダーまでやってきていることを警告すると同時に、感染地区からやってきた外国船がインドネシア領域にある港へはいることをただちに禁止した。しかし、スマトラ・ジャワ・マラッカ間の交易は現地の商人の手でおこなわれていたため、この禁止も効果がなかった。一八二一年四月二十一日、ついにコレラが中部ジャワの港町スマランで最初に勃発し、たちまちのうちにジャワの各地に広まった。

コレラは、当時のインドネシアの人びとにとってははじめて遭遇する病であり、非常に恐れられた。当時ジャワにいたオランダ人の医師によれば、症状が出ると人は半日ほどで死んでいったという。当時の死亡率はわからないが、のちの流行のさいには、感染者にたいする平均死亡率は五〇〜六〇%、ときには八〇%を超えることもあった。なお、コレラの流行による死者の総数は、最初の勃発から下火になった翌二二年までの約一年間に、数十万人から数万人までさまざまな説があって正確にはわからない。しかし、多数の死者がでたことはたしかである。住民がそれまで用いていた生薬その他の伝統的治療方法は、コレラという新しい伝染病にたいしては効力をもたなかった。

最初のころ、オランダ人医師たちは「コレラ混合液」あるいは「コレラ・ドリンク」とよばれた液体の薬(ペパーミント油、アヘン剤、胃腸のガスを排出する酒精剤の混合液)を調合し、村長をつうじて住民に配った。しかし、これらはまったく効果がなかった。そこでオランダ人の医師たちは、腹の上に温湿布をしたり、渇きにたいして「米の水」(とぎ汁?)を、衰弱にたいしてはブランデーやヤシ酒(アラック)を与えたり、瀉血をしたり、さまざまな方法をこころみた。しかし、これらはいずれも成功しなかった。コレラ患者が数時間のうちに死んでしまうこともめずらしくなかった。コレラが猛威をふるったある地域では、病に冒されなかった人びとがパニックにおちいり、病人を置き去りにしたまま森の中に逃げこんでしまった。

当時住民と直接に接したあるオランダ人医師は報告のなかで、住民は西欧医学にたいして反感をもっており、多くの住民から治療をしないで放っておいてほしいといわれた、と述べている。住民が西欧医学にたいして反感や不信感をいだいたのは、種痘の場合と同じように、宗教的、文化的、そして植民地支配にたいする反発といった政治的な理由にくわえて、当時、西欧医学がコレラにたいしてまったく無力であったこともその原因だったのではないだろうか。というのも、コレラのように死亡率の高い病が流行したとき、もし本当に西欧医学が住民を病から救うことができたならば、住民はもっと西欧医学を信頼したと考えられるからである。また、当時は西欧医学の治療を受けられる病院や診療所などの医療機関はバタヴィアやスラバヤなど大きな都市を除いてほとんど整備されていなかった。したがって、たとえ助けを求めようとしても、一般住民が西欧医学の治療を受けることはむずかしかったのである。

コレラは、第一次流行から三〇年後の一八五一年四月から十一月にかけてふたたび大流行した。政府の公式統計では、この半年間の患者総数は三万六〇〇〇人、死者は一万四三三〇人、死亡率は四〇%弱であった。しかし現地人官吏は、これらの数字はあまり正確ではないとコメントしている。十九世紀末から二十世紀初頭の統計をみても、死亡率は場所によって大きくことなったが、七〇%以上の地域もめずらしくなかった。実際の患者も死者の数ももっとずっと多かったにちがいない。西欧医学をきらっていた人たちのなかにも「コレラ・ドリンク」を求める人がでてきた、という報告もある。この薬は、前回住民に配られたときにはまったく効かなかったので、今回も効いたとは思えない。それでも、前回よりもこれを求める人が増えたのは、住民のあいだにコレラにたいする恐怖が強まり、西欧医学にたいする期待が少しずつ高まったからだろう。

熱病（チフス）の流行

コレラの第一次大流行から二五年ほどたった一八四六年、中部ジャワの山地地域から、チフスと考えられる「熱病」が突然発生した。熱病はまたたくまに中部ジャワから西部ジャワへ広まり、いったんはおさまった中部ジャワにふたたび伝染し、今度は東ジャワの一部にまでたっした。この熱病は、意外なことに人口が密集した平地ではなく、海抜四五〇〜二〇〇〇メートルの山地にそって伝染してゆき、四年後の一八四九年にようやくおさまった。この四年間に、報告された患者は二一万五〇〇〇人にのぼり、死者も八万二五〇〇人、したがって死亡率は三八％にもたっした。住民はもとより、植民地政府もこの熱病にたいしてはまったくなすすべもなく、ただおさまるのを待つだけであった。

この疫病《えきびょう》の正体が何で、なぜ、それまで伝染病から比較的安全だと思われていた山地で集中的に広まったのか、などについて、当時の植民地政府はたしかな答えをみいだすことはできなかった。ある人びとは、一八四六年に中部ジャワのムラピ山が火山爆発をおこしていることから、その噴煙によって天候に異変がおきたからであるといい、他の人びとは米の不作による食糧不足が原因だと考えた。

火山の爆発、それにともなう天候異変、米の不作はたしかに疫病の流行と関係があったにちがいない。火山による直接的被害にくわえて、噴煙が空を長期間おおって日射をさまたげ、山地では低温が続いた可能性もある。当時、山地でおこなわれていた稲作は、水田ではなく焼畑か畑での陸稲《りくとう》栽培であったと考えられるから、このような天候異変による被害を受けやすい。植民地政府の説明にあった、米の不作による食糧不足とは、これらの事情を考えるとつじつまがあう。食糧不足によって、病気にたいする抵抗力が低下したところに人びとは病原菌に感染し、多くの死者を出したものと思われる。

なお、当時ジャワでは「強制栽培制度」(一五〇ページ参照)が最盛期をむかえつつあったから、山地の人びとはコーヒーの栽培、収穫、乾燥、運搬などに時間もエネルギーも取られていた可能性もある。これらすべてが病の蔓延に影響を与えていたのだろう。いずれにしても、この熱病にたいしては、住民の伝統医療も西欧医学もなすすべがなかった。

マラリア

十九世紀にはいると、マラリアはインドネシアのほとんどの地域でみられるようになっていた。しかも、ただマラリア患者がつねにみられるだけでなく、一八二〇年代以降には、インドネシア各地で集中的な大流行が発生し、多数の死者を出すようになった。ここでもうひとつ見逃せない新しい傾向は、これまでおもに沿岸都市や低湿地で発生していたマラリアが、内陸の山地地域でも発生するようになったことである。これらの事例をいちいち紹介する余裕はないので、ここでは、西欧医学にたいする住民の対応を考えるうえで興味深い事例をひとつだけ紹介することにしよう。

一八四八年から五〇年にかけて、中部ジャワの北海岸に位置するジャパラ州で疫病が発生した。資料では、この疫病を「熱病」とだけ表現しているが、間欠熱(規則的に同じ時間的間隔でおこる発熱)をともなうという特徴から判断して、これはまずマラリアであったと考えてまちがいない。あるいは、死亡率の高さから推測すると、発熱をともなうほかの病気といっしょになっていたのかもしれない。このとき、ジャパラ地方の住民は少しずつヨーロッパ人医師をおとずれるようになった。当地にいたオランダ人医師によれば、西欧医学の治療を受けることにたいする恐怖を克服して、何人かの勇気ある人びとがヨーロッパ人医師をおとずれると、それに続いてほかの人びとも治療を受けにやってきたという。

さらにこの医師は、これらの人びとはそれまで頼っていたドゥクンをはなれてヨーロッパ人医師をおとずれた、と述べている。しかし、熱病が流行したときにヨーロッパ人医師をおとずれたからといって、住民が伝統医療にみきりをつけ、西欧医学を全面的に信用するようになったと考えることはできない。資料ではふれていないが、つぎに紹介する例から想像すると、このときヨーロッパ人医師は、患者にキニーネを無料で配布したのではないかと思われる。

一八五三年、西部ジャワの北海岸地域、チェリボン州で「熱病」が大流行した。このとき州政府は、熱病の患者とその治療にかんする調査をおこなった。この調査によれば、当時この州の人口は六二万人で、うち政府が確認した患者は三万六三八〇人であったから、総人口にたいする患者の割合は約五・九%、つまり一七人に一人ということになる。これらの患者のうち約六〇%に相当する二万一八三〇人ほどがヨーロッパ人医師の治療を受け、残り四〇%に相当する一万四五五〇人が伝統的治療家であるドゥクンの治療を受けた。死亡率をみると、ヨーロッパ人医師の場合が二三・四%で、伝統的治療家の場合が五〇%であったから、前者は後者の倍以上の成績であったことになる。

この調査結果はいくつかの点で非常に興味深い。まず、総人口にたいする患者の割合がかなり高かったことである。患者として治療を受けなかった人をくわえると、実際にこのとき熱病にかかった割合はさらに高かっただろう。これは、非常に激烈な熱病の流行であったことがわかる。つぎに、治療を受けた患者の数を単純に比較すると、住民はドゥクンよりヨーロッパ人医師を信頼していたという印象を受ける。最後に死亡率をみると、全体としてかなり高かっただけでなく、ヨーロッパ人医師の治療を受けた患者の死亡率は、ドゥクンの治療を受けた患者のそれの半分以下であった。これらの事実から、ドゥクンよりもヨーロッパ人医師に治療を託そうとした人のほうが多かった、といえそうである。この背後にどんな事情があったのだろうか。

この「熱病」が大流行したとき、植民地政府はヨーロッパ人医師をつうじて大量のキニーネを無料で患者に与えた。ヨーロッパ人医師の治療成績がよかったのは、解熱《げねつ》剤としてのキニーネの使用にあったのかもしれない。キニーネは解熱剤であるから、マラリア以外のチフスや赤痢《せきり》など発熱する病にたいしても効果がある。したがって、この「熱病」がマラリアでなかったとしても、キニーネが効いた可能性は十分にある。いずれにしても、住民は西欧医学の治療方法を当時はほとんど受けいれていなかったが、少なくともキニーネだけは信頼し、すすんで飲んだようだ。

ここで、インドネシアにおけるキニーネの使用について少し補足しておこう。オランダ人は一七六四年に、マラリアの治療薬としてペルーからキニーネをインドネシアに輸入し、それ以来、これはしだいに住民にも使われるようになった。キニーネは、オランダ人がインドネシアにもちこんだ薬のなかではもっとも早くから住民に受けいれられた薬のひとつである。キニーネという植物性の薬は、長いあいだ生薬に親しんできたインドネシアの人びとにとって、あまり抵抗がなかったのだろう。しかも、キニーネが「熱病」に効くことを、住民は導入以来九〇年近い歴史のなかで経験的に知っていたにちがいない。

ジャパラでマラリアが大流行したさいに、住民がおそるおそるヨーロッパ人医師をおとずれたという事例も、多数の患者がヨーロッパ人医師をおとずれたチェリボンの事例も、その背後にはキニーネの無料配布という事情があったからだろう。これらふたつの事例は、命の危機を感じたとき、インドネシアの人びとが宗教的・心理的抵抗をのりこえて西欧医学に頼ることもある、という事実をしめしている。

マラリアという病気が、蚊を媒介として人間の体の中にはいったマラリア原虫によって引きおこされる感染症であることが発見されたのは、一八九七年のことであった。それまで、マラリアは汚れた水から立ちのぼる「悪い空気」(malaria＝malaria）が原因であると考えられていた。すでに述べたように、イギリス植民地政府はバタヴィア周辺で水路の改修工事をはじめたが、オランダ植民地政府も、とりわけ都市の水たまりを埋め、流れの悪い水路を流れやすくする工事をおこなった。しかし、住民はこれらの予防策にはまったく関心をしめさなかった。

これまでふれた天然痘、梅毒、コレラ、マラリア、チフス、消化器系疾患のほかにも、十九世紀前半までのジャワやその他のインドネシア地域で人びとはさまざまな病にかかっていた。記録にあらわれた代表的な病をあげると、喘息《ぜんそく》、赤痢、水腫、下痢、痔、麻痺《まひ》、デング熱、痙攣《けいれん》、卒中、回虫などの寄生虫、結核、気管支炎、痛風、リュウマチ、麻疹《はしか》、インド痘、淋病《りんびょう》、種々の皮膚病、眼病、癲癇《てんかん》、甲状腺腫などであった。もちろん、これが病のすべてであったわけではないが、当時、住民がどんな病にかかっていたかについておおよそのイメージをもつことはできる。ひとつだけ補足しておくと、梅毒の広がりは、当初の予想をはるかに超えていた。とりわけ新たに開墾《かいこん》が進んでいた東部ジャワ、パスルアン州では調査対象の成人女性の三分の一がこの病気に感染していたという。この割合は、娼婦など特定の女性についてのものであろうが、それでも、梅毒が確実に住民の健康をむしばみつつあったことはたしかである。

十九世紀末まで、オランダ植民地政府の医療行政はそれほど整備されたものではなかったし、住民からの信頼を得ることもできなかった。このひとつの理由は、西欧医学そのものが当時はそれほど発展していなかったからだろう。このため、植民地政府のおこなう医療行政にたいして、さまざまな反感や誤解が住民から向けられた。コレラという非常に死亡率が高い病に直面して、人びとは西欧医学をただちに信用することはできなかったが、自分たちの伝統医療にも頼ることができなかった。このような状況のなかで、住民がたちまちパニックにおちいってしまったのは十分理解できる。これにたいしてマラリアは、住民にとってもオランダ人にとっても新しい病気ではなく、キニーネの有効性は多くの住民によって認められていたようだ。

しかし、全体としてみると、ジャワにおいても西欧医学にたいする住民の反発は強かったし、完全に植民地支配のもとに組みこまれていなかった、ジャワ島以外の「外島」諸地域ではさらに反発は強かった。これには、植民地政府が伝統医療を信用しないで、強引に西欧医学を押しつけたことにも原因があった。

一八四九年度の『植民地報告』(インドネシアの総督が本国の植民地大臣に提出する年次報告)は、非常にめずらしいことに、現地人の治療家と住民の医療にかんする問題を取りあげている。それによると、ドゥクン(大部分は女性)とよばれる現地の治療家たちが人間の体についていだいている観念は、体系的にまとまったものではない。彼らの薬にかんする知識は、ある薬をなんらかの病気に使ってみたら偶然にも治った、といった記憶にもとづいているからである。彼らは、ヨーロッパの医学のように、病の因果関係を理解していないので、迷信のような業《わざ》をおこなっているにすぎない。このため、多くの場合、彼らの治療は致命的な結果を招いてしまう。西欧医学のすばらしさをできるだけ多くの住民に教える機会を設けて、彼らのまちがいを正そうとしても、それは多くの障害に直面するだろう。なぜなら、住民は西欧医学にたいする偏見をなかなか捨てようとはしないからである。

このようなオランダ側のドゥクンにたいする非難は、彼らの医療行政が住民の無知と偏見のためなかなかスムーズにゆかないことへの苛立《いらだ》ちをあらわしている。そして、住民の医療を、偶然と迷信が支配する有害なものである、と決めつけている。当時は、インドネシアの人びとにとって「西欧医学との遭遇」の時代であったが、オランダ人をはじめヨーロッパ人にとっても、「非西欧医学との遭遇」の時期でもあった。

6 西欧医学との葛藤

インドネシアの村と町

インドネシアにおける病と癒しの問題を説明する前に、当時の村と町の姿をごく簡単にしめしておこう。インドネシアのなかでも、ジャワは特別に人口が集中していた地域であった。二十世紀初頭の状況をみると、ジャワは全面積の六・六%を占めたにすぎないが、人口は七二〜七五%(「外島」の人口は推定値にもとづく)も占め、一平方キロメートル当たりの人口密度は二四〇人にたっしていた。単純に計算すると、ジャワの人口密度はそれ以外のインドネシア地域の一三倍以上ということになる。ちなみに現在の日本の人口密度が三四〇人、イギリスのそれが二四五人であるから、一〇〇年前のジャワは、当時の農業社会としてはけたはずれに人口が集中していたといえる。

まず、人口のかなり大きい部分を占めていたジャワの村であるが、村はいくつかの集落に分かれていた。集落の周りに広がる田畑は、傾斜地にある山間の村では棚田《たなだ》や段々畑となる。農家の多くは、敷地内にヤシやパパイヤなど果実のなる樹木、竹、野菜、薬草などの有用植物を植えていた。十七世紀ころまでは高床式《たかゆか》の家屋もあったようである。しかし、十九世紀末の家は地面に直接建てられ、木や竹の柱に竹で編んだマットが巻きつけてある簡単なつくりであった。屋根はわら葺《ぶ》きが多かった。裕福な家庭では石やセメントが土台や壁に使われ、屋根も瓦《かわら》やスレートが用いられた。

村には通常、ごく簡単なつくりの市場があり、農民は自分のつくった作物をもちよって売買したり、外から商人によってもちこまれたものを買った。さらに、近くに大きな町があれば、そこの市場へも行った。固定的な市場のほかに、カゴに野菜、飲み物、薬をいれて売り歩く村人や、衣類や乾し魚のように村の中で調達できない必需品を売り歩く巡回商人もやってきた。こうした日常取引は農村部でもかなり活発であった。市場のほかには飲み物と簡単な食べ物を提供する喫茶店とレストランを兼ねた店がある村もあった。

ジャワの村を特徴づける施設に、監視小屋がある。これは、村内を巡る路の

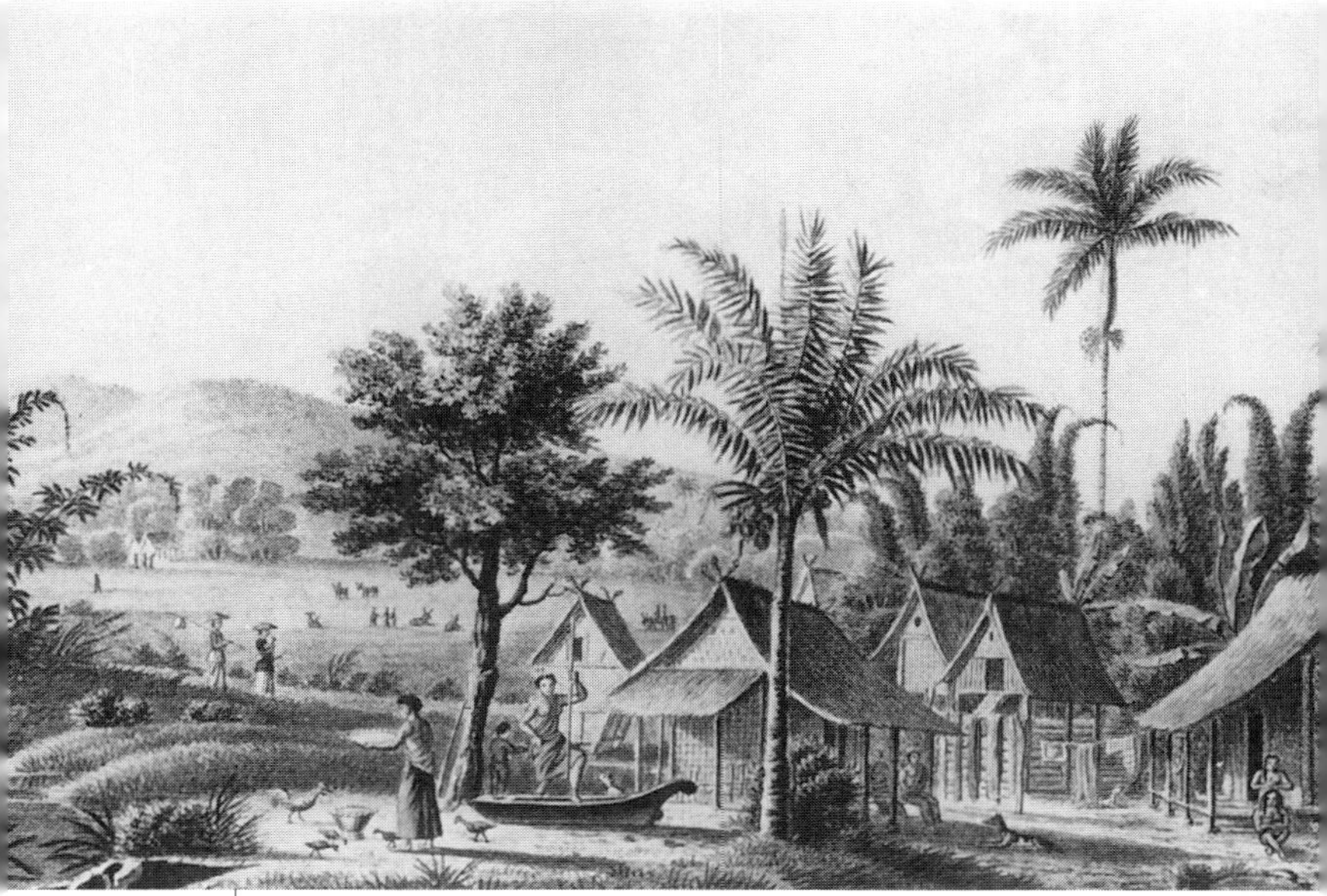

西ジャワ近辺の村(一八三〇年ころ)

集落の周りにココヤシやバナナが植えられている。

一番右の家屋は、高床式建築様式の名残をとどめている。

中央の女性は木をくりぬいた舟形の容器で稲を脱穀し、手前の女性は米と殻をふるいにかけている。

後方の田畑では牛か水牛が耕作に使用されている。

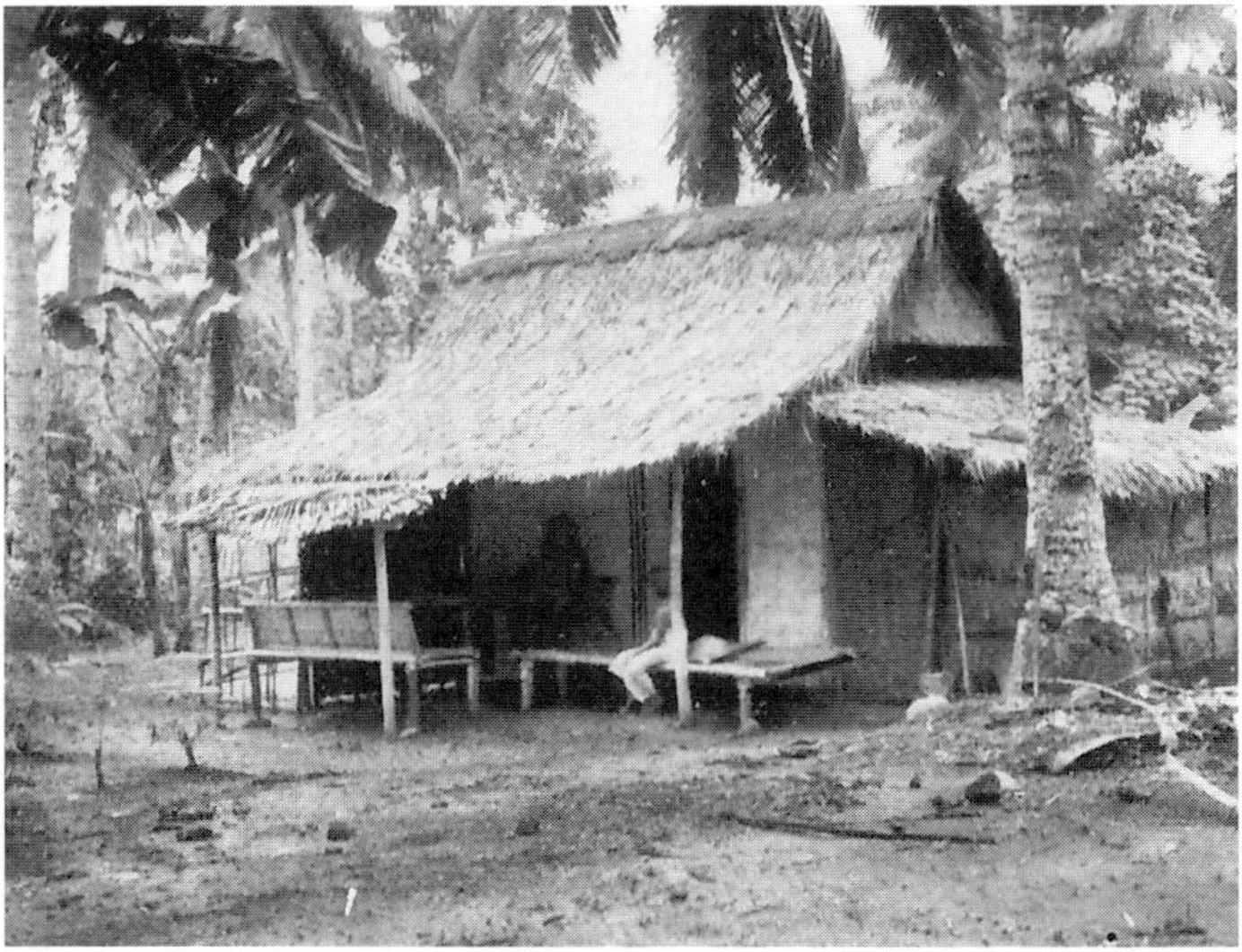

農村の民家
わら葺きの屋根が
普通である。

一九三〇年代の村の市場とレストラン
村には小さな市場がある。
ここでの主役は女性である。
市場は物の売買の場であるとともに、
おしゃべりや情報交換の場でもある(上)。
飲み物と簡単な食事をだすレストランも、
村民の憩いの場であった(下)。
また、肩にかけた天秤棒の両端に
食べ物や飲み物を下げて売り歩いたり、
屋台を引いて売り歩く移動式の
レストランもあった。

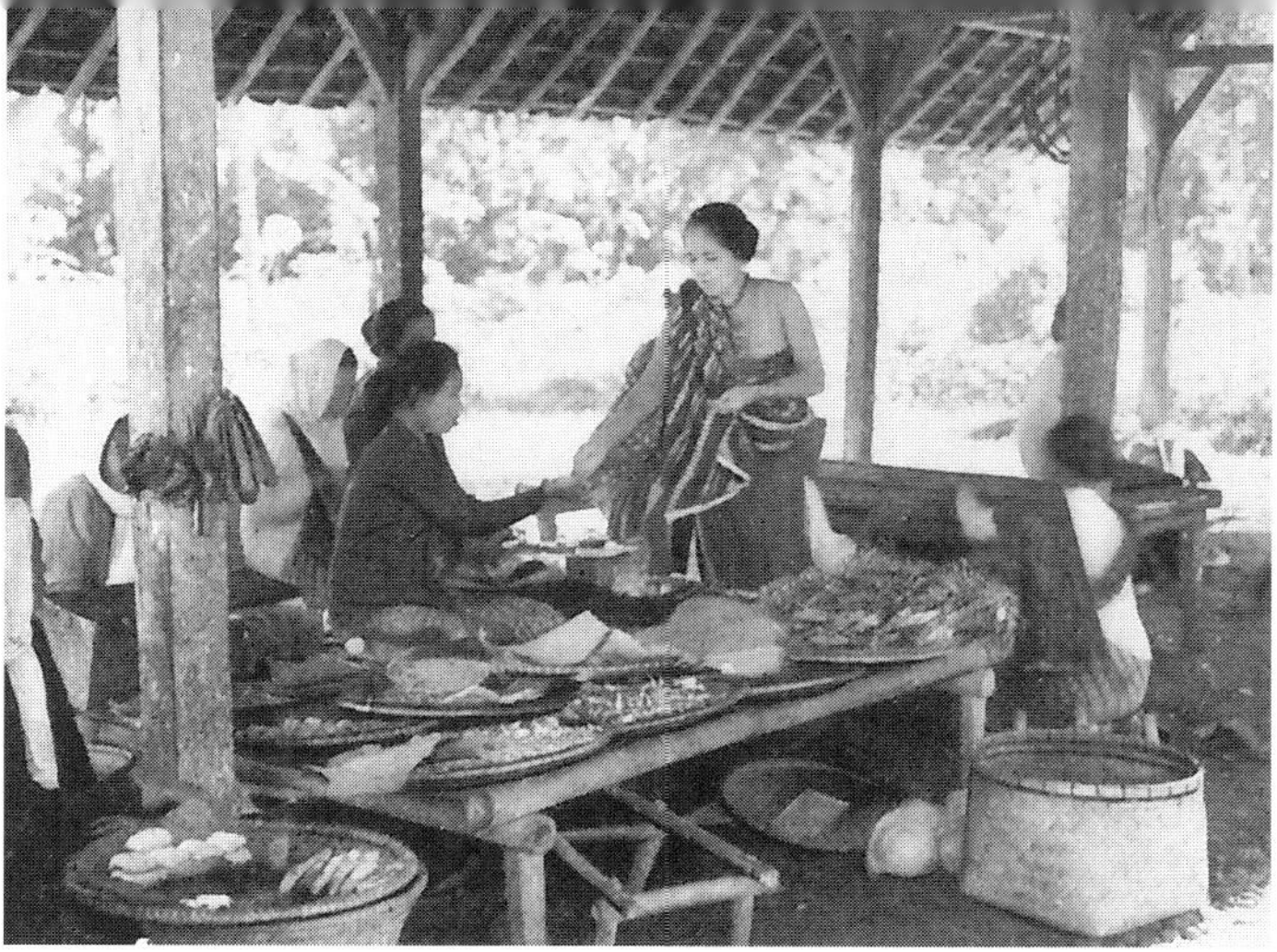

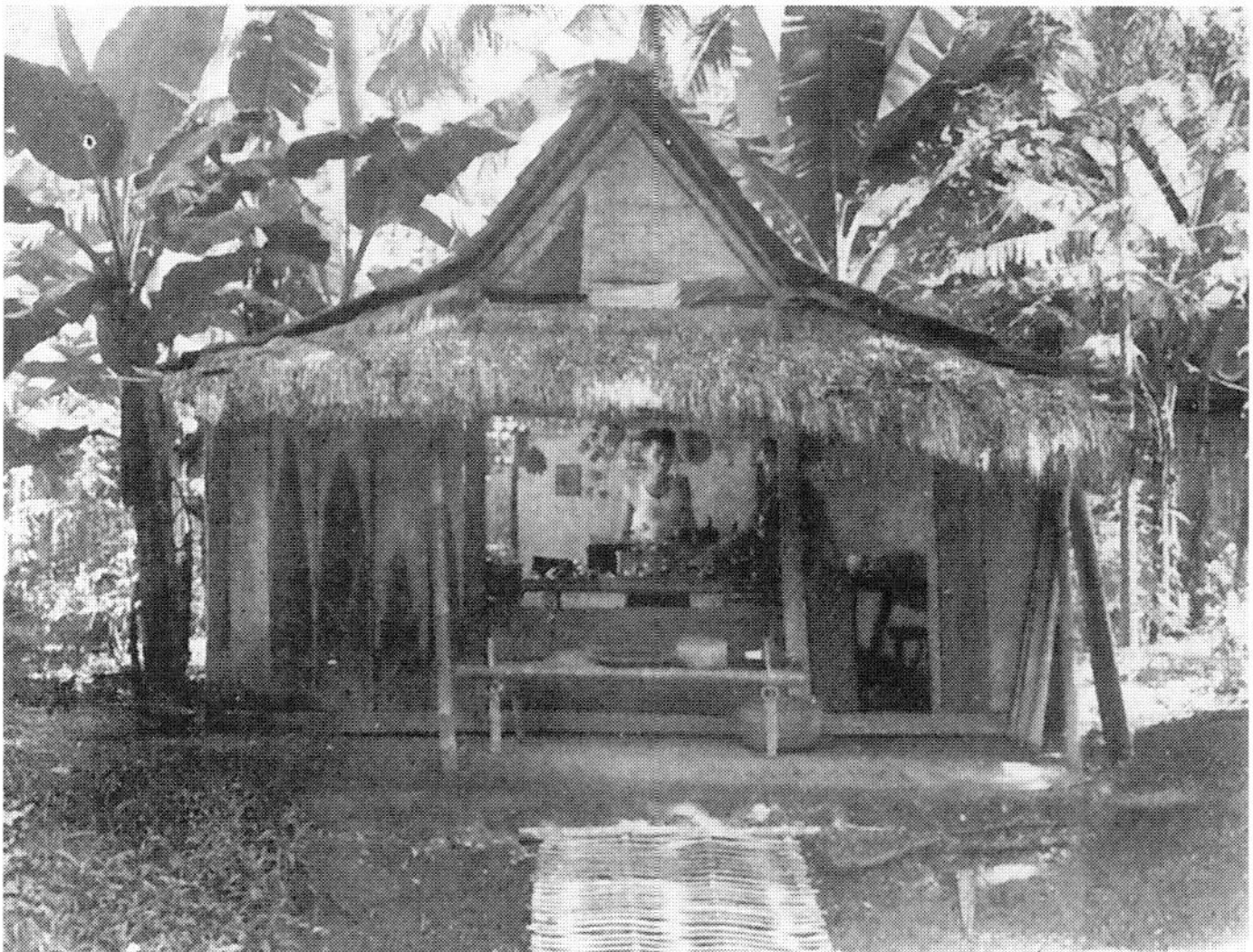

角に設けられ、植民地政府にたいする労役義務として村民が夜どおし交代で番をし、犯罪者や出入りする人を監視していた。とりわけ、殺人や放火のような凶悪犯罪が発生した場合には、ドラムを鳴らして村民に知らせた。この制度の起源は必ずしもはっきりしないが、記録を総合して考えるとこれは、伝統的な村の制度であるというよりはむしろ、イギリス統治時代(一八一一～一六年)に、夜逃げを防ぐ村民の相互監視のためにはじめられ、それ以後オランダの植民地政府にも引き継がれたものであると考えたほうがよさそうである。

以上は古くからあった村の様子であった。十九世紀後半から二十世紀初頭にかけては、ジャワの山地部が大規模に開発された時代であった。開拓地には簡単な小屋が建てられ、そのような小屋の数と人口が増えると、そこにはやがて村が形成されていった。

「農村」という言葉から私たちは、平和でゆったりとした生活をイメージしがちである。しかし十九世紀後半のジャワ農民についていえば、彼らの生活はこれとはほど遠かった。農民は自分の田畑を耕作するだけでなく、他人の田畑での賃仕事、織布、家畜の飼料集め、物売りなどさまざまな仕事をしているこ

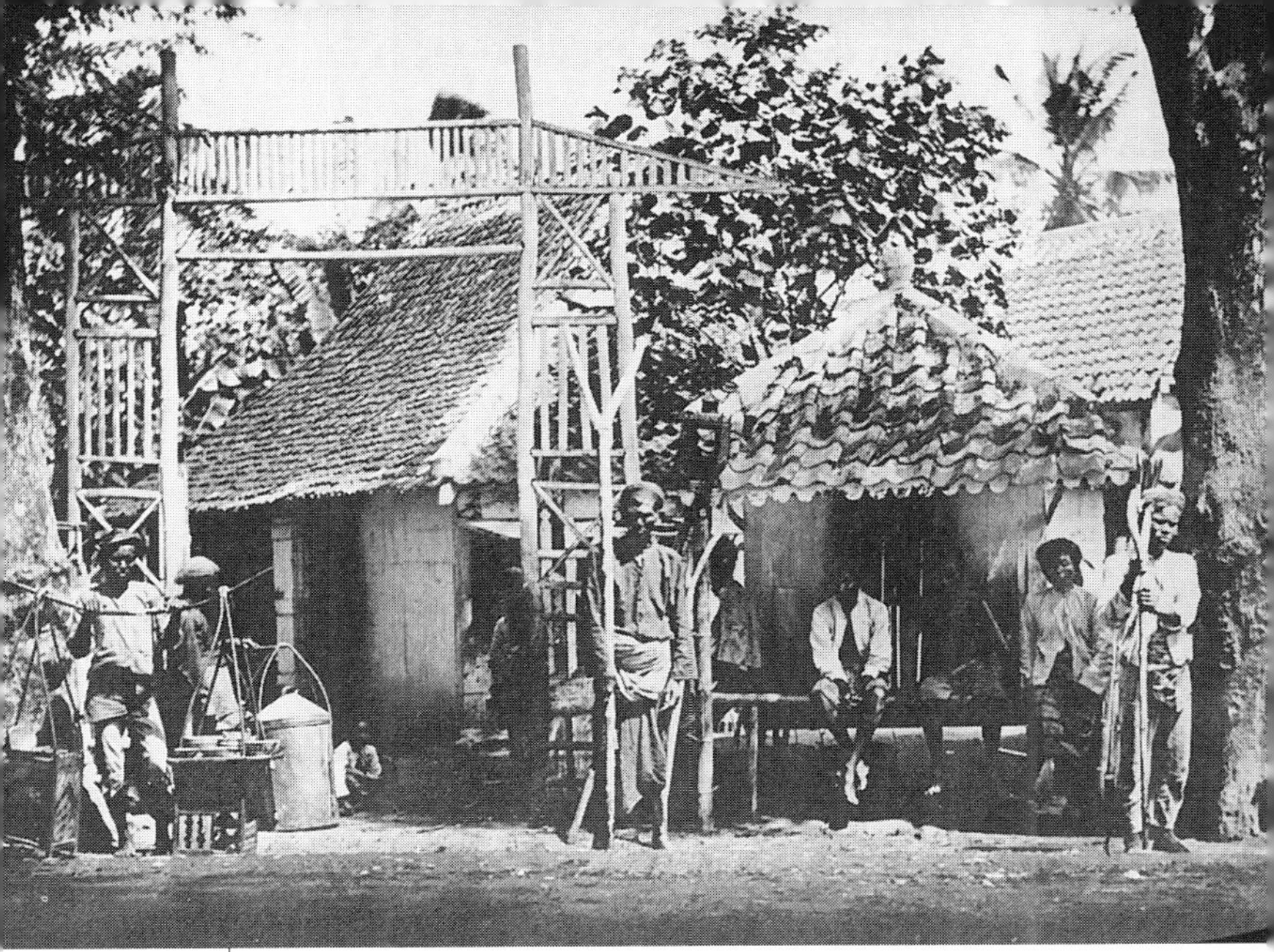

村の監視小屋(二十世紀初頭)
監視小屋の中には、木をくりぬいたドラム(tong tong)が吊り下げられている。監視人は、犯罪者の首を押さこむための、先端が二又に分かれた長い棒をもっていた。

とが普通であった。しかも、自分自身のための仕事のほかに、政府から指示される無償の労役を年間五〇日以上も提供しなければならなかったのである。十九世紀末の農家の生活記録によれば、一年中ほとんど休みなしに働いていたようだ。

ジャワの町(都市)は、かつての王都や若干の港町を除いて、植民地期に商業や行政の中心地として発達した植民地都市である。これらの都市には、インドネシア各地からの移住者だけでなく、インド、アラブ諸地域、中国、ヨーロッパ、東南アジア諸地域からやってきた人びとが住んでいた。スラバヤを例にとると、十九世紀の半ばまでこの町はオランダ人が築いた要塞《ようさい》が中心部をなし、「中国人区」「アラブ人区」「マレー人区」など民族ごとの居住区に分かれていた。しかし、要塞の城壁は都市の発展とともに邪魔になり、十九世紀末までに城壁は完全に取り除かれた。これにともなって、かつてのようにはっきりとした民族ごとの居住区もなくなった。それでも、都市は民族的にも文化的にも多様な人びとが混在している空間であった。都市には職を求めて農村地域から多くの人びとが流入した。彼らの多くは貧しく、彼らの住宅は農村より密集して

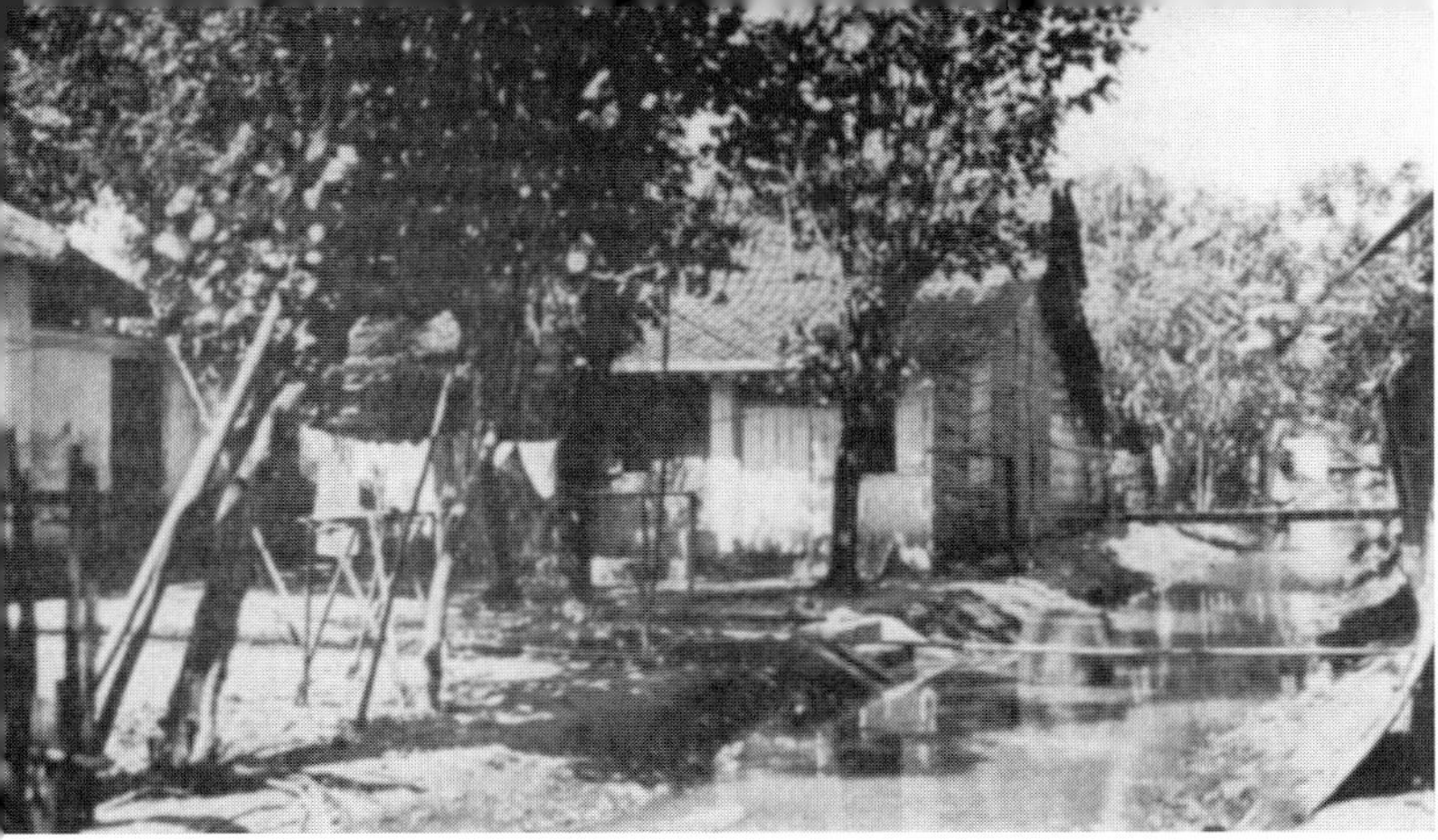

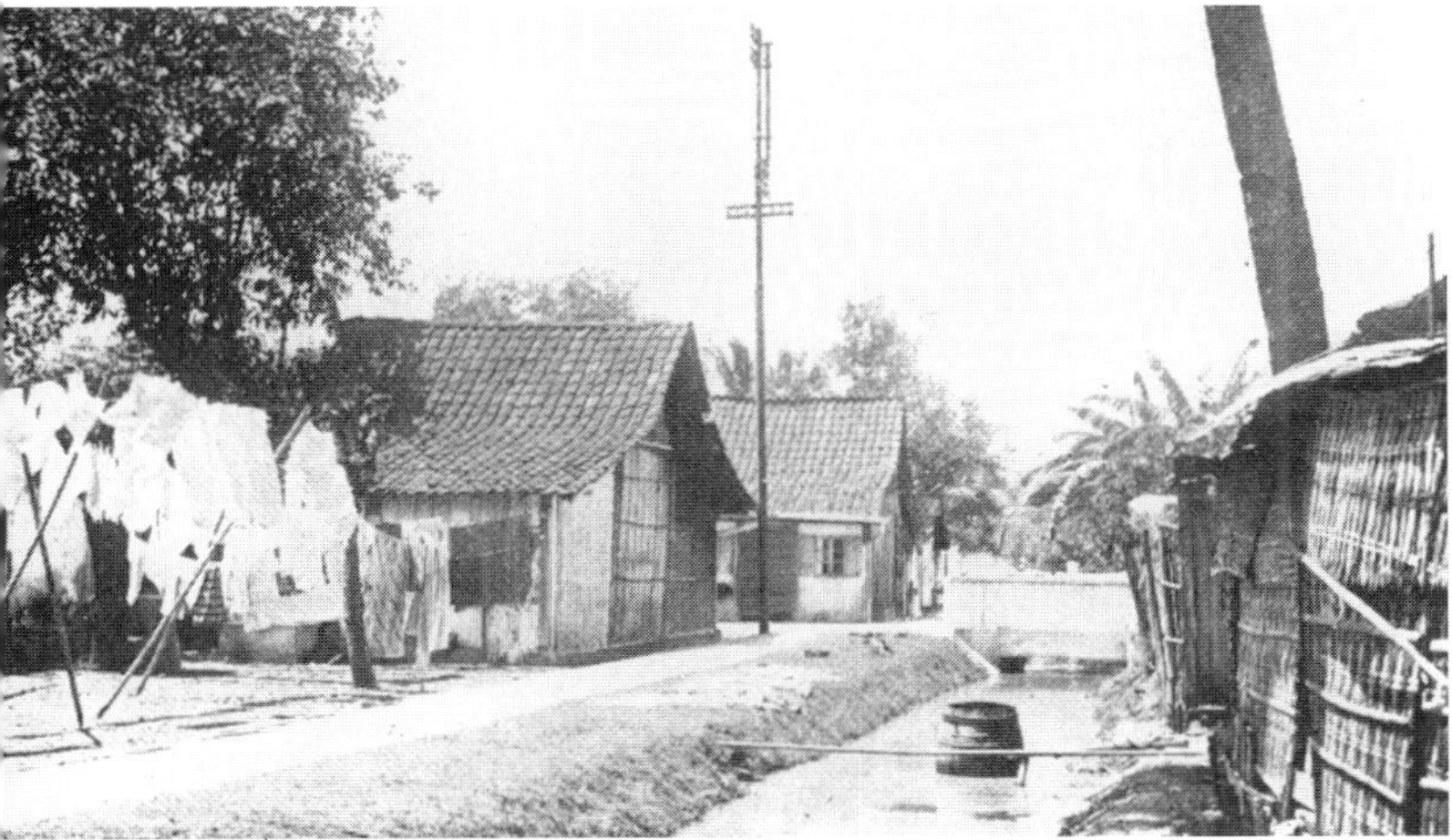

住宅地の排水路(1930年のスマラン)
都市の住宅は密集し、住宅地を巡る水路はよどみ、
マラリアやコレラなどの発生源となった(上)。
この地区はのちに、公衆衛生事業の一環として、
立ち木や一部の家が取り除かれ、水路に沿って歩道も設けられた(下)。

おり、衛生状態もよくなかった。

村や町の生活事情のうち、本書のテーマと関係が深い病との関連で重要な飲み水についてだけ簡単にふれておこう。まず農村の場合、飲み水は近くの川や泉から水を汲んできて瓶《かめ》の中にいれておき、飲料や料理に使った。山地の農村では、谷川はいたるところにあり、比較的清潔な水が手にはいりやすかった。しかし、同じ農村でも川の下流になればなるほど川の水は汚れてくる。とりわけ乾季に川の水量が減ると川の水はよどみ、泥や腐敗物、細菌に汚染されていた。

都市の場合、飲み水の問題はさらに深刻であった。清潔な水を供給する水道システムはなく、かといって都市の内部に住民が簡単に利用できる水源もなかった。そこで、清潔な飲み水は遠くはなれた水源から運ぶことになる。二十世紀初頭のジャワの都市には、水を都市住民に売る「水屋」がかなりいたようである。しかし、遠くから水を運ぶため水は高価で、貧しい住民にとっては大きな負担だった。しかも、水屋は運んできた水を長いあいだ溜めておくことがあった。このような場合、水が細菌に汚染されてしまうこともしばしばであった。

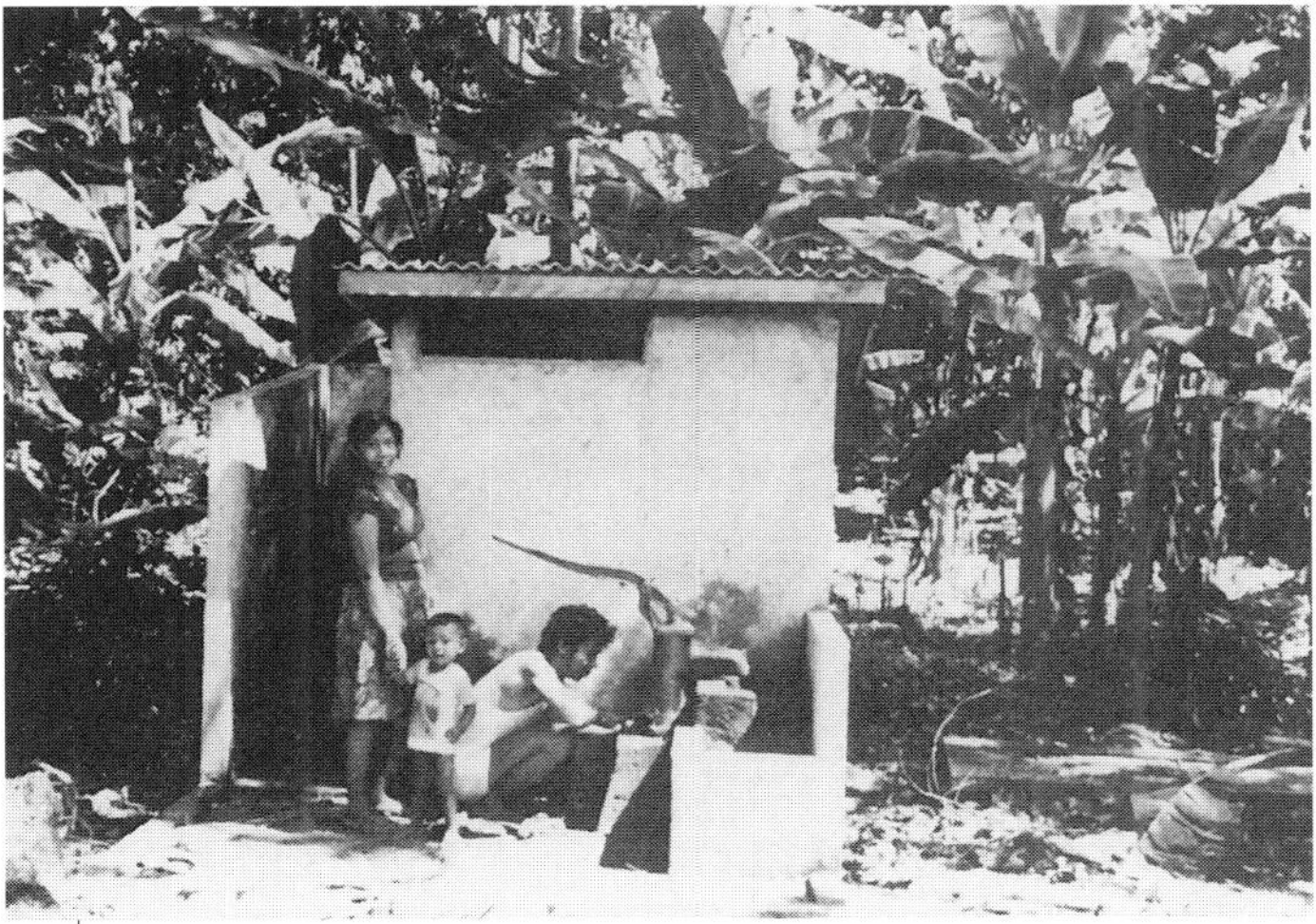

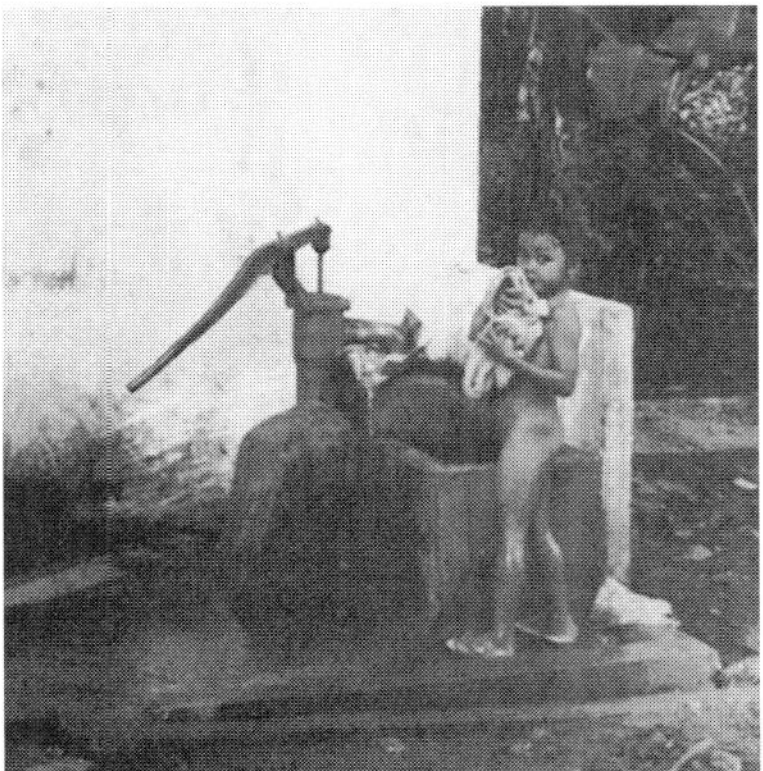

村の共同井戸(一九三〇年代)
植民地政府は、清潔な飲み水の確保を公衆衛生事業の重要な目標にかかげ、そのために、共同井戸を各地でつくった。汚水が井戸にはいらないように周囲をコンクリートで固めてある。

生活環境の変化

オランダがもっとも重視したジャワでは、一八三〇年に導入された「強制栽培制度」が、一八五〇年ころに最盛期をむかえた。これは、住民に政府が指定した輸出用作物(コーヒー、サトウキビ、藍《あい》、タバコなど)を栽培させる制度であり、このためにジャワの全域で森林を耕地に変える農業開発がおこなわれた。この強制栽培制度も一八七〇年ころまでにはほぼ廃止され、代わってヨーロッパ人の私企業による農園開発が活発におこなわれるようになった。とりわけ一八七〇年代の土地法の改定以後は、ヨーロッパ人企業による農園開発が急速に進んだ。一八七〇年から二十世紀初頭までの三〇年間は、インドネシアの植民地史上「自由主義政策」の時代とよばれるが、その実態は、ヨーロッパ人がインドネシアで自由に経済活動ができるように法律的・制度的な便宜を与えることであった。

インドネシアにおける経済活動が活発になるにつれて、商業や行政の中心地となった都市が発展し、物や人を運ぶための道路、鉄道、自動車、船舶による交通が飛躍的に発展した。これらの変化とならんで、インドネシアの人口の大

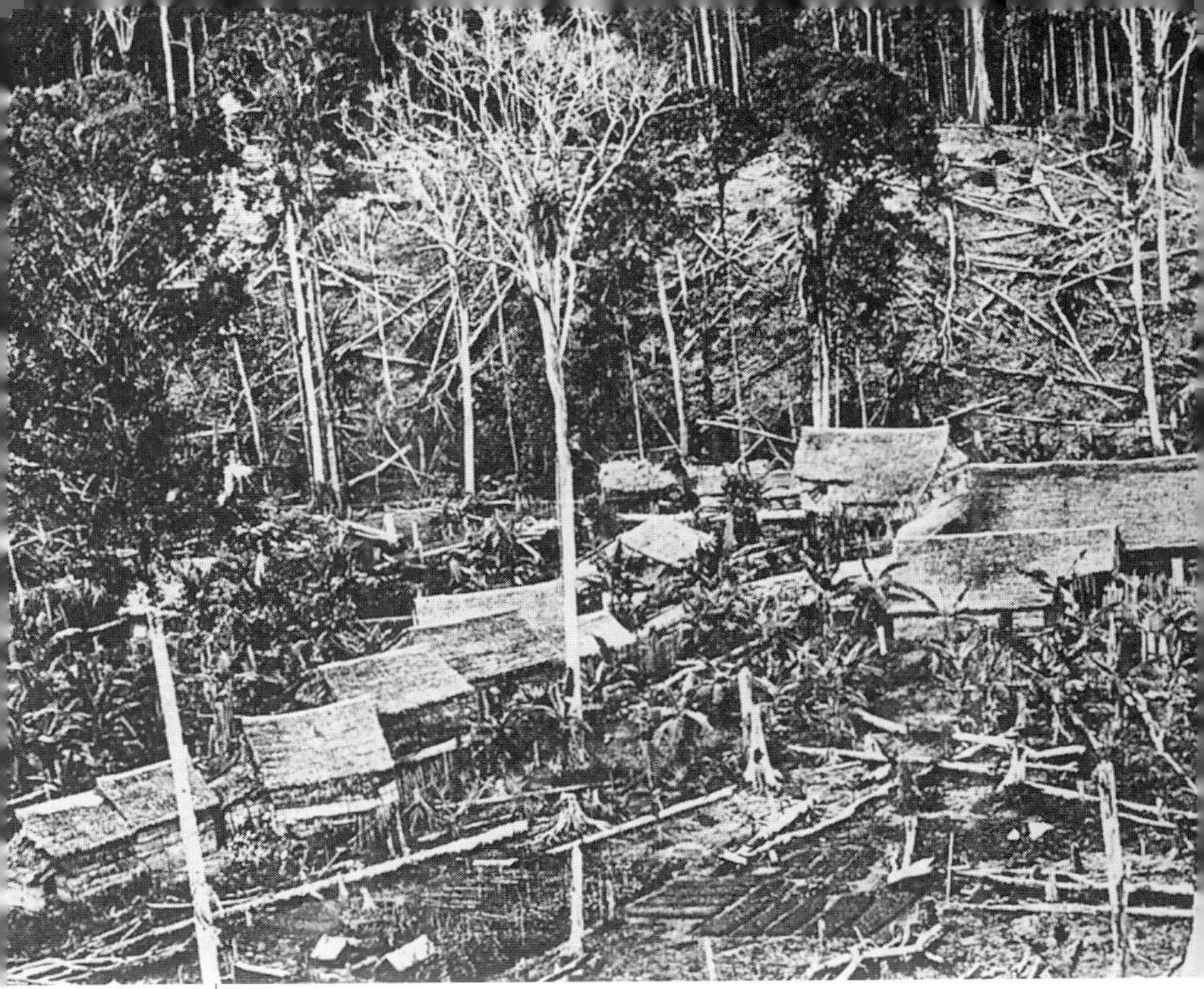

集落に侵食される森林(十九世紀後半)
「強制栽培制度」のための開墾や、
人口増加にともなう耕地の拡大のため、
ジャワの内陸部では
森林がつぎつぎと伐採されていった。
開墾地に建てられた家の周りには、
はやくもバナナが植えられ、
畑が設けられている。

きな部分を占めるジャワで、十九世紀末から急速な人口増加と、それを養うための耕地の拡大がおこった。つまり、人口は一八七〇年の一六二三万人から一九〇〇年には二八三九万人へ一・七五倍に、耕地面積も一四四万ヘクタールから二六二万ヘクタールへ一・八二倍に大幅に増加した。ジャワ以外の地域でも、同じような変化がおこっていたが、その変化はスマトラの一部を除いて、ジャワほどではなかった。

このような経済的・社会的変化のなかで、住民の病と癒《いや》しをめぐる環境にも大きな変化が生じていた。森林が切り開かれて水田や畑や農園の開発が進むと、生態環境が変化した。これは直接間接に住民の健康に影響を与えるようになった。たとえば、水田面積と、それに水を供給する灌漑《かんがい》水路が増えたために、マラリア原虫を媒介する蚊の繁殖場所も増えた。かつてマラリアはおもに沿岸の湿地帯で発生していたが、十九世紀後半以降は、それまでほとんど発生していなかった内陸の地域でも発生するようになった。

一方、都市にはますます人口が集中するようになり、これらの人びとの生活環境や住宅環境は悪く、「交易の時代」以後ずっと続いているさまざまな衛生

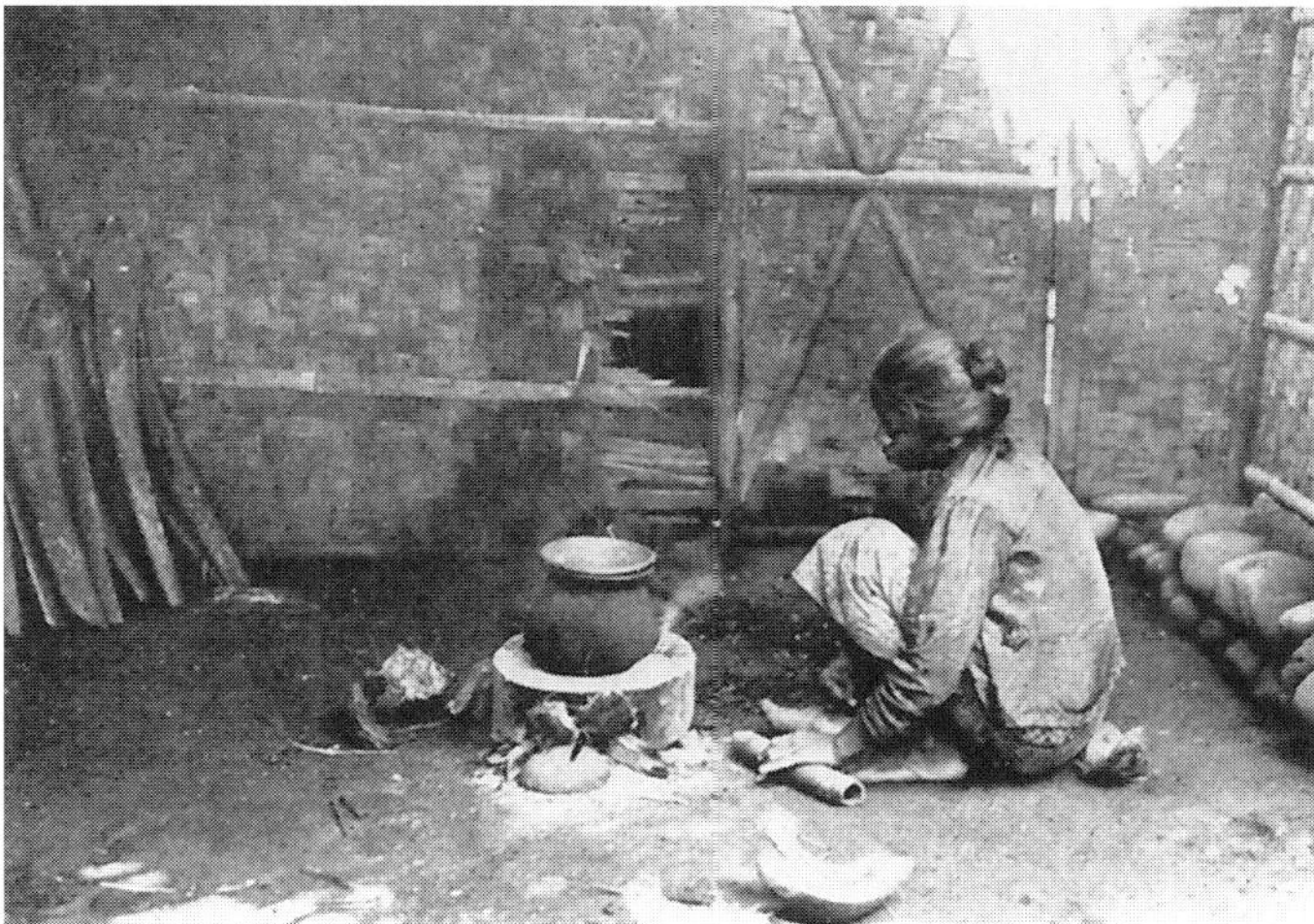

飲み水の煮沸
植民地政府は、公衆衛生のひとつとして、飲み水をヤカンや土瓶で煮沸することを奨励した。しかし毎日水を沸かして飲んでいた家庭は、あったとしてもごくわずかだった。

上の問題をさらに悪化させた。なかでも深刻な問題は、清潔な飲料水が不足していたことだった。上水道設備がととのう前に人口が集中してしまったために、都市では清潔な飲み水はいつも不足がちであった。また、屎尿《しにょう》を処理する下水道施設がほとんどなかったために、赤痢《せきり》、チフス、コレラなど口から感染する伝染病や下痢が発生しやすくなった。しかも、都市には栄養状態が悪い貧しい人びとが流入してきており、彼らはあらゆる病にかかる危険にさらされていた。

都市に職を求めて流れこんでくる単身の男性を対象とした売春婦の増加は、梅毒《ばいどく》や淋病《りんびょう》などの性病を一気に蔓延《まんえん》させた。つまり、人口が密集した都市では、ひとたび伝染病が発生すると、それらがつぎからつぎへと周囲の人に感染してゆく条件をそなえていたのである。多くの伝染病はおもに沿岸の都市で発生したが、交通網が発展した状態ではそれらの病原体がたちまち内陸の各地域へ運ばれ、広い範囲の疫病《えきびょう》となってあらわれるようになった。こうして、都市で発生した伝染病であれ農村地域で発生したものであれ、伝染病はたちまちインドネシア全土に広がってゆくようになったのである。それでは、このような環境変化が、インドネシア全体でどのような病をどれほど引きおこしていたのかを、十九世紀末以後の状況についてざっとみてみよう。

環境変化と病

この本は、病の発生やその種類を明らかにすることを直接の目的にしているわけではないが、どんな病にどれほどの人がかかり、そのうちどれほどの人が死んだのかという問題は、環境の変化と病の関係、病の社会的影響などを考えるうえで非常に重要である。もっとも、そのような統計を得ることは、植民地期はいうまでもなく、現在でも不可能に近い。なぜなら、記録に残っているのは、政府が管轄する医療機関(病院や診療所)で治療を受けた患者にかんする統計だけであり、伝統医療の治療を受けた患者の数や治療結果についてはまったくわからないからである。

このような限界はあるが、参考までに『植民地報告』一八九一年度版(一八九一年度にかんする報告)に掲載された疾病《しっぺい》にかんする統計をしめしておこう。もちろん、この統計で、十九世紀末以降の病の発生状況をすべて知ることはできない。しかし、二十世紀にはいると、なぜか『植民地報告』にはこのような

疾　病	ヨーロッパ人医師による治療		ドクトル・ジャワによる治療	
	治療者数	死亡者数	治療者数	死亡者数
マラリア	164,686	9,405	44,594	2,657
熱病	2,370	49	1,572	20
コレラ	9,928	6,837	2,763	1,880
眼病	4,029	10	3,680	15
消化器疾患	1,486	150	698	67
精神病	800	107	703	74
赤痢	876	223	822	343
下痢	3,170	201	3,645	889
寄生虫症	1,197	2	1,449	—
天然痘	13,650	1,558	5,555	628
疥癬(2)	3,408	11	3,769	5
梅毒	13,012	84	10,141	21
皮膚の潰瘍	4,882	119	7,318	73
脚気	3,969	212	1,168	822
咽頭疾患	877	3	602	2
ぜんそく	602	13	359	5
ケガ・打撲	3,867	97	2,804	100
その他	13,017	1,407	14,374	140
疫病指定(3)				
マラリア	50,967	4,580	71,405	3,709
コレラ	7,308	3,944	19,265	1,040
計	304,101	29,012	196,686	12,490

ジャワにおける疾病と死亡　1891年(1)

(1)この表に示された疾病は、患者数が比較的多いものだけである。資料にはこのほか、チフス、耳の疾患、脳炎、ろく膜炎、肺疾患、肝臓疾患、てんかん、卒中、腹痛、胃の障害、リュウマチ、腺病、肺結核、ガン腫瘍、ハンセン病、心臓発作、痔、はしか、インド痘、ヘルペス性皮膚病、膿瘍、気管支疾患、ヘルニア、水腫、脱臼、骨折などが記載されている。

(2)ヒゼンダニの寄生によっておこる伝染性の皮膚病。

(3)この項のマラリアとコレラは、疫病指定を受けた地域の患者数。

Koloniaal Verslag 1892, Bijlage CC. より作成。

全体状況をくわしくしめした統計は掲載されなくなること、この統計にあらわれた病以外には、あとでふれるように一九一〇年代にインドネシアにあらわれたペストとインフルエンザをくわえれば、二十世紀の植民地期にかんする病の状況もほぼ同じであることのふたつの理由から、ここでは表を手がかりに、十九世紀末以降の病にかんする全体的な状況をみてみよう。なお、植民地政府が管轄する医療機関は、軍人専用の病院と、それ以外の「民間人」用の医療機関（病院と診療所）とに分かれるが、ここでは民間の、しかも政府医療の比較的整備されたジャワの疾病事情だけをあつかうことにする。この統計にふくまれる病とその患者数は、医療機関が「治療」したおもなものだけで、あとで説明する種痘はふくまれていない。

表の右半分にある「ドクトル・ジャワによる治療」について説明しておこう。「ドクトル・ジャワ」とは、植民地政府が一八五一年に設立した「原住民医学校」(School voor Inlandsche Geneeskundigen, 一八九八年には Opleiding van Indische Artsen と改称された)で西欧医学の教育を受けた現地人医師である。ドクトル・ジャワの患者は、ほぼジャワ人を中心とした現地の住民とみなしてよく、ヨーロッパ人、中国人、アラブ人などはごくわずかであった。現地人医師の治療を受けた人にかんする統計は、一八七〇年代後半以後に得られるようになる。現地人医師の治療を受けた人の数とその病気は、西欧医学が現地人医師の手をへてどのような病にたいしてどれほど浸透したのかを知る手がかりを与えてくれる。

表に登場する病は、西欧医学の観点から新たに病名をつけられたものである。それ以前にも、特定の症状は特定の現地名でよばれていた。しかし、伝染病の病原菌を顕微鏡をとおして肉眼で確認し、その感染経路をあるていど明らかにできるようになったのは十九世紀末以降のことであった。たとえば結核菌は一八八二年に、コレラ菌は八三年に顕微鏡によって確認された。マラリア原虫が蚊によって人体にはいりこみ、それがどのように人体に影響を与えるのか、というメカニズムがわかったのはようやく一八九七年のことであった。それまで、マラリアは漠然と「熱病」とよばれたり、一定の間隔をおいて熱が出るところから「間欠熱」とよばれていた。したがって、一八九一年の状況をしめす表では、まだ「間欠熱」という病名が使われていた。以上のことがらを念頭におい

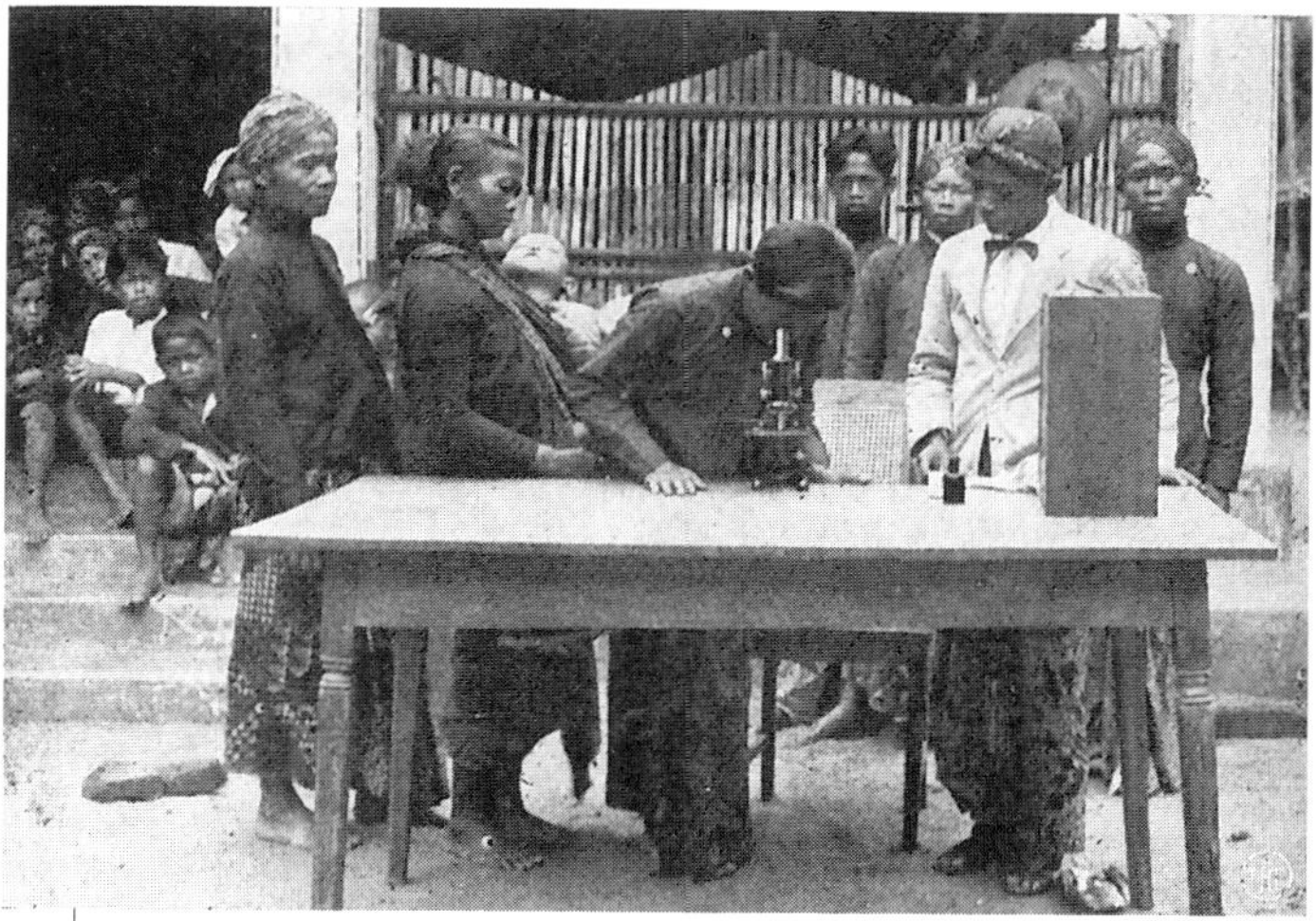

顕微鏡によるデモンストレーション
政府は、住民の衛生意識を高めるために
さまざまなこころみをしたが、
顕微鏡で水中の微生物を見せることが
とくに効果的だったようだ。

て表をみてみよう。

まず全体をみると、この年ジャワでヨーロッパ人医師の治療を受けた人数(現地人、ヨーロッパ人、現地人以外のアジア人「東洋外国人」をふくむ)は全部で約三〇万四〇〇〇人、同ドクトル・ジャワの治療を受けた人数は約一九万七〇〇〇人、合計五〇万人ほどが政府の医療機関で西欧医学による治療を受けた。当時ジャワの総人口が二四〇〇万人ほどであったから、単純計算すると人口のほぼ二%(約五〇人に一人)がなんらかの西欧医学的な治療を受けたことになる。この種の統計が得られるようになる一八六〇年代には、患者総数が二万七〇〇〇人ほどであったから、この三〇年間に患者の総数は一八・五倍にも急増したことになる。

もっとも、一八六〇年代半ばのジャワの人口は一五〇〇万人ほどであったから、当時は総人口の〇・一八%が西欧医学の治療を受けたことになる。しかし、人口増加分を差し引いて考えても、西欧医学の治療を受けた人の数はこの期間に一一・七倍にも増加したことになる。つまり、患者の総数においても、人口当たりの人数でみても、西欧医学は着実にジャワ住民に浸透していったといえよう。この年、「外島」で、ヨーロッパ人医師の治療を受けた人数は四万五七〇〇人ほどであったから、外島では西欧医学は、ジャワの場合ほどには浸透していなかったことがわかる。

ヨーロッパ人医師と現地人医師の治療を受けた患者の数は、前者が三〇万四〇〇〇人、後者が一九万七〇〇〇人と、前者は後者の一・五倍であった。そして、死亡率をみると、ヨーロッパ人医師があつかった患者のそれは九・五％、現地人医師が治療した患者のそれが六・三％で、前者のほうが高かったのである。しかしこれは、必ずしも現地人医師の治療成績のほうがよかったというわけではない。あとでふれる、マラリアやコレラにたいする治療実績でも同じ現象があらわれているのだが、これは、重症となった住民がヨーロッパ人医師のもとにかけつけたことや、当時は病原菌の発見などはあったものの、西欧医学においても薬をはじめとする治療方法がまだ確立していなかった、という事情が重なったためだろう。

一八九一年に政府の医療機関であつかった患者のうちもっとも多かったのは、ヨーロッパ人医師の場合も現地人医師の場合もマラリア患者で、それぞれ全体の五四％と二三％を占めていた。これは、この年ジャワでマラリアの大流行があったからである。ただし、治療を受けたマラリア患者の死亡率は両グループとも六％前後で、ほぼ同じであった。当時はどちらの医師が治療しても、キニーネを処方するくらいしかマラリアにたいする治療方法がなかったようだ。ただ、患者の絶対数をみると、ヨーロッパ人医師が治療した患者数が圧倒的に多かったことは注目に値する。これは、マラリアの大流行にさいし、より多くの住民が現地人医師よりもヨーロッパ人医師のほうを選んだことをしめしている。

コレラの総患者は、人数こそ一万二七〇〇人弱で、マラリアのそれにくらべて少なかったが、死亡率は七〇％近くにもたっしていた。コレラについても、ヨーロッパ人医師が治療した患者数のほうが、現地人医師が治療したそれよりもはるかに多く、四倍近くにもたっしていた。これは、コレラという東南アジアに以前にはなかった、飛びぬけて死亡率が高い伝染病がはいってきたとき、人びとは伝統医療に頼ることができなかったからだろう。もっとも、ヨーロッパ人医師の治療を受けた患者と現地人医師の治療を受けた患者とのあいだには死亡率にほとんど差がなかった。むしろわずかではあるが、ヨーロッパ人医師の場合の死亡率のほうが高かった。マラリアの場合と同じで、コレラの重症患者はまずヨーロッパ人医師の治療を受けたが、ヨーロッパ人医師も有効な治療手段をもっていなかったのである。

ヨーロッパ人医師とくらべて現地人医師が診《み》た患者の大きな特徴は、眼病、下痢、梅毒、潰瘍《かいよう》の患者が、割合においても絶対数においても非常に大きかったことである。眼病、梅毒、ケガの場合、両者の人数にほとんど差はなかったし、下痢、寄生虫(おもに回虫)、疥癬《かいせん》(ヒゼンダニの寄生によっておこる伝染性皮膚病)にいたっては、現地人医師が治療した人数のほうが多かった。これらは、当時にあっては比較的日常的な病であり、住民は、ヨーロッパ人医師のところにわざわざ行かなくても身近にいる現地人医師の治療で十分であると考えていたのだろう。また、ここにあげた病の死亡率はおおむね低かったが、下痢だけは、ヨーロッパ人医師が治療した場合の死亡率六・三%にたいして現地人医師のそれは二四%と比較的高かった。「下痢」という名前で記録された病には、下痢そのものだけでなく、下痢による脱水症状、赤痢、腸チフスなどがふくまれていたことが十分考えられる。

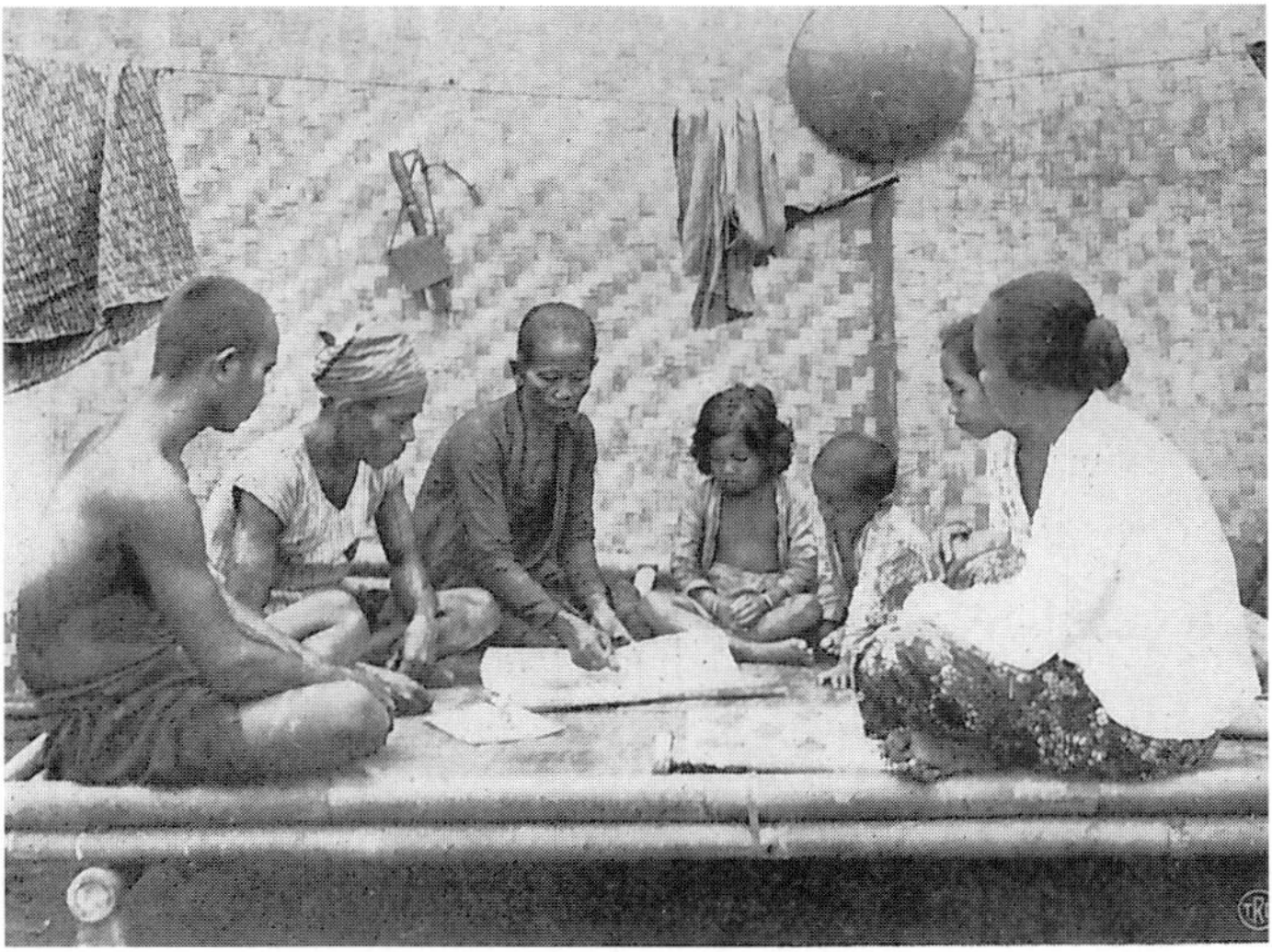

戸別訪問
公衆衛生にかんする説明は、
大勢の人を1カ所に集めておこなうよりも、
各家庭を1軒1軒訪問したほうが
ずっと効果的であった。

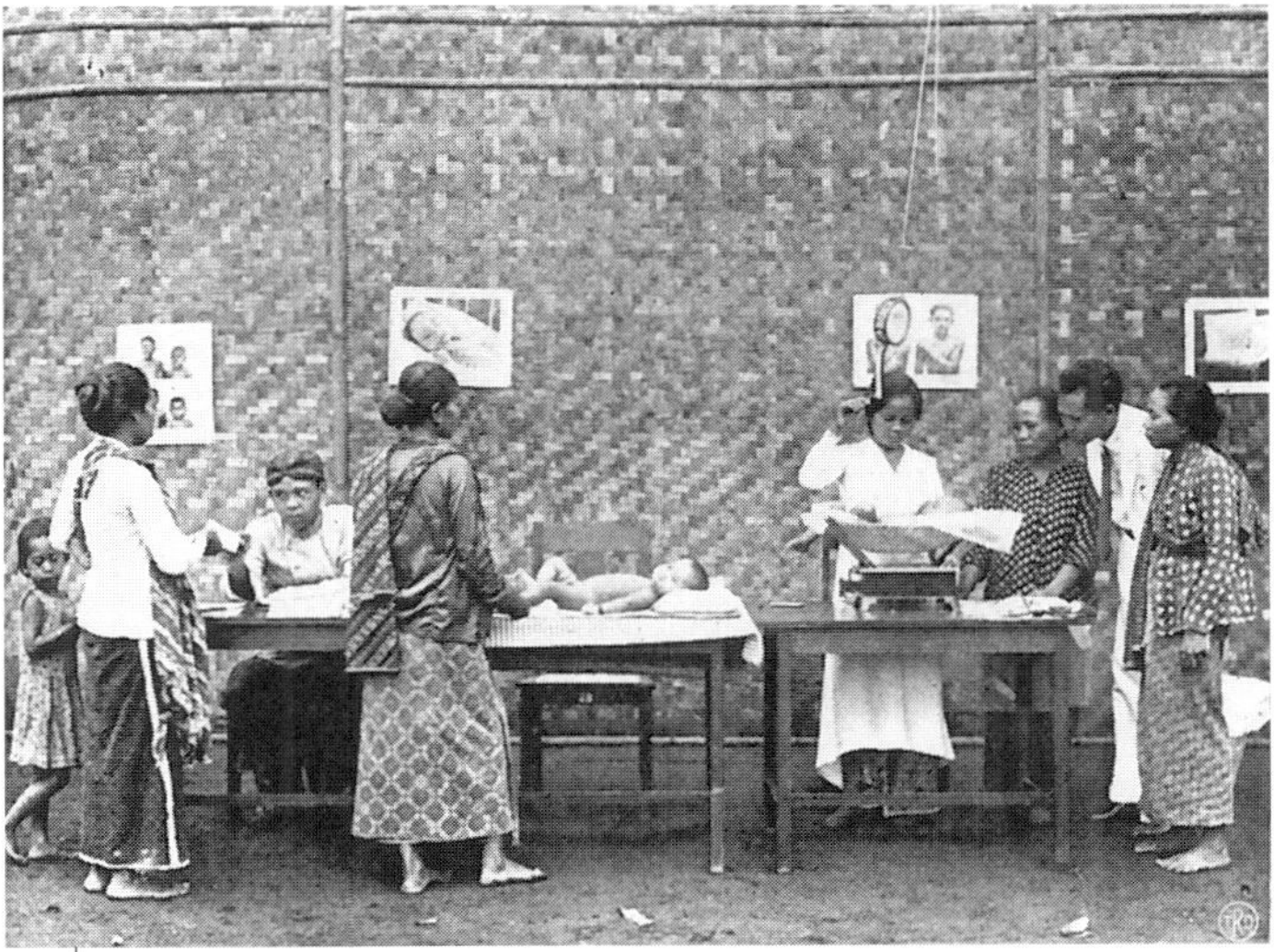

保健所で乳児検診(一九三〇年代)
当時は乳児死亡率が高かったので、政府は、とくに乳児検診を重視した。ここでは乳児の体の検診や体重の測定がおこなわれた。写真から、当時の住民が素足で生活していたことがわかる。

インドネシアでは、住民が伝染病をふくむさまざまな病にかかる可能性はますます大きくなったといえよう。しかも、伝染病にかかれば死にいたる危険性も十分あった。また、たとえ命を落とすところまでゆかなくても、眼病から目が見えなくなったり、ケガのため手足が不自由になったりして、人びとの日常生活に大きな障害をもたらすこともある。これらの疾病にたいして、住民は植民地政府によって導入された西欧医学の治療を受けるのか、あるいは在来の伝統医療の治療を受けるのかの選択をせまられた。

二十世紀にはいって、人びとの命にかかわる伝染病が少なくとも二種類インドネシアに侵入した。まず、一九一一年には最初のペストの流行がインドネシアを襲い、三〇年ころまで繰り返し流行した。この間に、インドネシアでペストによる死亡者は二一万五〇〇〇人にたっした。ペストの流行は住民に多くの死者を出した、という意味のほかに、植民地政府の対応が住民のあいだに引きおこした反発という意味でも重要なできごとであった。これについては、あとでくわしく説明しよう。ペストに続いて一九一八年にはインフルエンザの世界的大流行がインドネシアにもおよび、これ以後植民地期に一五〇〇万人がこれによって死亡したと見積もられている。これらの病は流行性の疫病となってたちまち各地に広がり多くの死者を出した。

一九一一年のペストの流行を契機に、植民地政府が法定伝染病として、その発生と死亡の届け出を義務づけた伝染病は、ペスト、天然痘《てんねんとう》、マラリア、コレラ、チフス(腸チフス、パラチフス)、赤痢、ジフテリア、伝染性脳脊髄《のうせきずい》膜炎《まくえん》、小児《しょうに》麻痺《まひ》であり、一九三〇年代にはいると、眼病のトラコーマと結核がくわえられた。この法定伝染病のなかに、実際の患者数が非常に多く、しかも住民の健康に大きな脅威となっていた性病(梅毒と淋病)がはいっていないのは不思議である。これは、当時のオランダ人が、たんに性病をあまり重要視していなかったからなのか、意図的に無視したからなのかはわからない。いずれの理由にしても、このこと自体、当時のオランダ人あるいはヨーロッパ人の、性病にたいする認識を物語っている。

今まで述べてきた身体的な疾患とは別に、つぎに精神疾患について簡単にふれておこう。これにかんするくわしい統計は得られないが、一八七〇年に精神病患者として治療を受けた患者(入院患者もふくめて)は、ジャワが四五八九人

(うち「原住民」四四七九人、中国人一〇〇人、アラブ人一〇人)で、「外島」が二八七九人であった。ジャワには三つの精神病院があり、この年、ジャワにおける精神病患者の割合は、三〇〇〇人に一人であった。この割合が多いか少ないかの判断はむずかしい。しかし、この種の病の場合、政府の精神病院よりも家族が世話をするか、現地人の治療家のところに行くほうが多かったと思われる。したがって、統計にあらわれた患者は、家族の手にあまる重症患者だけだったと思われる。この点を考えると、精神的問題をかかえた住民の数も割合もさらに大きかっただろう。

西欧医学の受容と反発

すでにこの章で述べてきたように、一八七〇年代以降のジャワにおける経済開発、生態環境・生活環境の変化は、住民の健康をおびやかす状況をつくってきた。実際、マラリア、コレラ、チフス、赤痢といった伝染病は以前にも増して発生しやすくなり、くわえて、ペストやインフルエンザといった新たな病もインドネシアを襲った。「自由主義政策」は住民の生活条件を悪化させたため、植民地政府は住民の福祉を向上させなければならない、というスローガンのもとに、二十世紀初頭に「倫理政策」を導入した。住民の福祉には健康もふくまれており、この政策の一部としても、植民地政府は公衆衛生や疫病対策などの医療行政を以前より強力に推し進めることとなった。

この医療行政をささえたのは、十九世紀末以降大きな進歩をとげた西欧医学であった。とりわけ細菌学の発展は、病原菌の発見と感染経路の解明およびそれを断つための公衆衛生の徹底、さらには細菌にたいする薬やワクチンの開発などをもたらし、西欧医学に病と闘う有効な手段を数多く与えた。こうした医学的な発展にささえられて、オランダの植民地政府は以前より強硬に医療行政を住民に押しつけるようになった。植民地権力による、上からの圧力をともなった医療は、しばしば「帝国主義医療」とよばれる。これは、住民の目には傲《ごう》慢《まん》な態度とうつり、ときには反発をよびおこした。

植民地政府が医療行政を強力に推し進めるにつれて、住民が西欧医学と接する機会はますます増えた。つまり、住民にとって西欧医学は、「遭遇」の時代をすぎて、日常的な癒しの一部となりつつあった。政府によって導入された西欧医学は、一方で人びとを病から守るうえで大きな貢献をし、住民からもあるていど受けいれられたが、他方で、その強引な医療行政や、西欧医学そのものがもっている病や身体にたいする観念のちがいから、住民の反発を招くこともあった。ここではまず、植民地政府がもっともはやくから着手し、多くの住民を対象として実施した医療行政のひとつであった、天然痘の予防手段である種痘の普及が、一八七〇年代以降どのような進展をみせ、住民がそれにたいしてどのように反応したか、という問題からみてゆこう。なお、種痘は無料でおこなわれたから、これにたいする反応は、住民がこれを心理的に受けいれるか否かという選択の問題であり、金銭的な問題とはあまり関係ない。

種痘の普及

十九世紀初めのジャワでは、生まれた子供の一〇％は天然痘で死んだといわれたほど、天然痘は死にいたる恐ろしい病だった。このため、一八〇四年にインドネシアへ導入されて以来、種痘の普及は政府の重要な課題だった。しかし、当初、天然痘のワクチンはすべてヨーロッパからの輸入でまかなわれていたため、ワクチン自体が死んでしまうことも多く、十分な量を確保できなかった。

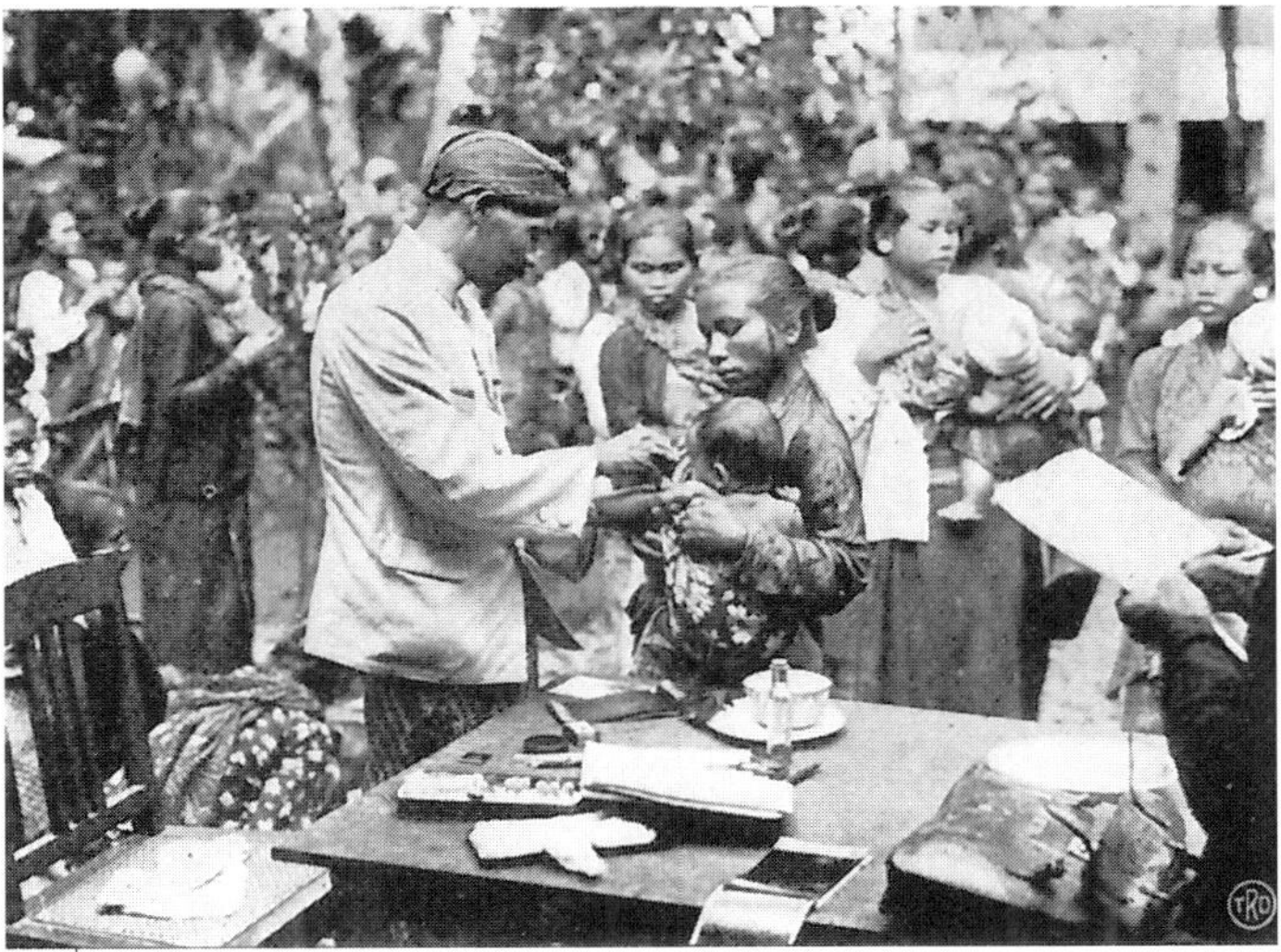

天然痘の予防接種を受ける赤ん坊
天然痘による乳幼児の死亡率が高かったため、とくに赤ん坊の接種には力をいれた。

しかも、当時は種痘にたいしては住民の不信感も宗教的な反発も強かった。

天然痘のワクチンがインドネシアで生産されるようになったのは、ようやく一八六〇年代のことであり、七〇年代以降には大量に使われるようになった。もっとも、インドネシアで大量生産された天然痘のワクチンが、熱帯気候のもとで死んでしまい、一回の接種でうまくゆくとはかぎらなかった。さらに、当時はワクチンを接種すればするほど免疫力が強くなると信じられ、政府は少なくとも六年に一度は接種を受けるよう指導していた。このため、天然痘の予防接種にかんする統計では、はじめて接種を受けた人と、それ以後再接種を受けた人の数とが分けてしめされる。この点を考慮して、十九世紀末から二十世紀初めにかけて、天然痘の予防接種がどれほど浸透していったのかをみてみよう。

政府は現地人官吏をとおして、住民の反対があれば警察の力を動員してまでも、接種を受けさせた。このような強硬な政策の積み重ねもあって、一八八〇年代にはジャワで年間六〇万人が一回目の接種を受け、ほぼ同じ数の人が再接種を受けた。同様に、一九〇〇年から〇八年には平均して年間八〇万人と二〇〇万人、一九三〇年代末には一四〇万人と五〇〇万人へ、接種を受けた人数は激増していった。天然痘による死者は、十九世紀末以降は、ごく例外的な流行年(たとえば一九一二〜一三年)を除けば、年間数百人、多くても一〇〇〇人以下に減っていた。

こうして、十九世紀末には、ジャワでも天然痘はもはや死亡原因としては重要な病ではなくなっていた。この減少は、明らかに種痘が普及したことの効果である。そして、これだけの人数が接種を受けたということは、住民が種痘の効果を認め、かつて種痘にたいしていだいていた反感をすてて、これを受けいれたと考えてよさそうである。

これにたいして、ジャワ島以外の諸地域では、十九世紀末以降も天然痘は深刻な病であり、多くの犠牲者を出していた。この原因のひとつは、種痘があまり普及していなかったことである。たとえばバリ島では一八七一年から七二年にかけて天然痘の流行がおこり、一万五〇〇〇人が死んだと報告されている。このとき、バリ島にあった四つの王国の王は政府に種痘の実施を要請し、同時にバリの若者を種痘の接種者として訓練するためにジャワに送った。バリ島で天然痘が流行したとき、オランダ人は、天然痘で死んだ人の死体を数日たってからようやく埋葬するという人びとの慣習もバリ島で天然痘の被害を大きくしたひとつの要因であると考え、死体をただちに埋葬するよう命じた。都市部では、おそらくオランダ人官吏の監視が厳しいこともあって、しだいにこの慣習は失われていった。しかし、死体をどのようにあつかうかは、住民にとって衛生上の問題であるよりむしろ、死生観や世界観にかかわる重大な問題だったにちがいない。農村部では、植民地政府の命令にもかかわらず、人びとはこの慣習をやめなかった。

スマトラ中央部のバタック地域では、コレラが周期的に発生し、いわば日常化していた。このような経験から人びとは、ある病気を無事に乗り越えると、その人は病気全般にたいして強くなるという、西欧医学の免疫という概念に近い観念をもっていた。この観念にもとづいて、天然痘は、それを克服することによって「命を永らえさせる病」と考えられていた。この地域ではおもにキリスト教の宣教師たちが種痘の普及に努めた。このように最初のうち、ヨーロッパ人がもちこんだ種痘にたいして疑いや拒否的な態度をもった住民も、おそらく種痘が彼らの免疫に近い観念と一致したためであろう、二十世紀の初頭にはすすんでこれを受けるようになっていた。「外島」のなかでは、バリとバタックは種痘が比較的順調に普及した地域であった。これは、これらふたつの地域がイスラム化していなかったという事情と少しは関係していたのかもしれない。というのも、すでに述べたように、種痘にたいする反発は、とりわけイスラム的な観念から発する場合が多かったからである。

しかし、種痘にかんしてどこでもこのような肯定的な反応ばかりではなかった。東スマトラのジャンビ地方では、種痘を実施するさいに、医療スタッフだけでなく現地人官吏と警察官がいっしょになって村をおとずれた。このような政府の威圧的なやり方は、住民に強い反発の感情をよびおこし、のちにコレラの説明のさいに紹介するように、政府にたいする住民の暴力的な反抗の下地となった。

また、東スマトラのある地域の人びとは、二十世紀の初頭においても、天然痘をもちこんだのはオランダ人であると信じていた。彼らは天然痘を追い払うために小さな舟をつくり、その舟首と舟尾にオランダの旗をさし、供え物とともに川に流す儀礼をおこなった。ここでオランダの旗は、オランダ人をあらわしており、天然痘とオランダ人を追い出す象徴的な儀礼がおこなわれていた。

このような儀礼は暴力をともなうわけではないが、暴力とはちがったかたちで住民の憤りを表現し、同時に人びとの心を癒す効果があったにちがいない。また、東スマトラ地方のほかの地域では、オランダ人の医師をまったく信用しておらず、天然痘の調査にやってきただけで武力をもって彼らを阻止した。東スマトラ地域は、種痘にたいしてだけでなく、つぎに述べるコレラ対策のさいにも政府にたいして強く反発した。

コレラ対策をめぐる受容と拒否

最初の大流行時(一八二一年)に多くの死者を出したコレラにかんして、その後どのような対策がとられ、それにたいして住民はどのような反応をしめしたかをみてみよう。コレラは一八二一年以来、インドネシアのどこでもみられる病となってしまい、インドネシアのどこかで集中的な流行がみられた。一八八六〜八八年にも、インドネシアの各地でコレラの大流行が発生した。そこで一八八八年、行政当局は疫病の発生にたいして必要な措置をとることができる、という法律を制定した。この法律にもとづいて、いくつかの地域では所有者にたいする補償をしたうえで、感染した人びと、あるいはその疑いのある人びとの家屋や衣類の焼却を大規模におこなった。このような方法は、政府がのちにコレラやペストのような死亡率の高い伝染病にたいして、従来とはことなる強硬手段をとる前例となった。

一九〇九～一一年にコレラがインドネシア各地で大発生したさいには、井戸を消毒したり、都市では加熱した水を住民に配り、汚染された場所はクレオソートで消毒するなど、以前よりすすんだ対策がとられた。これは、一八八三年にコレラ菌が発見され、病原菌と感染経路が確認できたからであろう。必要な措置として、検疫のために監視所が設けられ、汚染地域につながる交通もただちにとめられた。このような措置はコレラを予防するうえで大きな効果があったようである。もっと直接的な治療方法として、一九一一年にはジャワでコレラのワクチンが生産されるようになり、翌年からワクチンが無料で配られた。このワクチンはかなり効果があったようで、政府側の報告では多くの住民に喜んで受けいれられた、と記されている。インドネシアの住民は、あるていど慣れていたとはいえ、やはりコレラの恐怖は非常に大きかったのである。

多くの資料には、政府の強引なコレラ対策にたいする住民の反発についての記述はあまり登場しない。しかし、実際にはかなりあったのではないかと思われる。東スマトラのジャンビ地方の事例でこれをみてみよう。この地域で一九〇九年と一三年にコレラの流行がおこったとき、政府の医療スタッフは、交通の遮断《しゃだん》や感染したと思われる家屋を焼くために警察力を用いた。これにたいして住民は抵抗し、その過程で警察官一人を殺害し、三人にケガを負わせた。

ジャンビ地方の住民にとって、病とはたんに肉体的な状態をさすのではなく、それは超自然的な力による懲戒、あるいは個人や集団によって投げかけられた呪文《じゅもん》の結果であると信じられていた。したがって、それは呪術《じゅじゅつ》的・社会的に癒されるものであって、ドゥクンの手にゆだねられなければならない。このような観念のもとで、住民はコレラの流行を「カフィール」(kafir. イスラムの教えを信じない者。ここではオランダ人)の支配者が、ジャンビ古来の慣習に反する変化を引きおこし、それが社会に不調和をもたらしたために生じた、と解釈したのである。西欧医学が、病をできるかぎり科学的・客観的に理解することを特徴としているのにたいして、ジャンビの人びとは意味論的に解釈していたのである。このような態度は、ジャンビだけでなく当時の東南アジア全体に共通していた。

前にふれたように、イスラム化した東スマトラで住民は種痘の普及にさいし、調査にきたオランダ人医師を暴力的に阻止した。そして、ジャンビにおけるコレラ対策にたいして住民は、イスラムという宗教をもちだすことによって、キリスト教徒であるオランダ人による植民地支配にたいする抵抗という、政治的な感情をこめて抵抗した。住民にとって、医療は宗教や文化や政治と切り離せない問題だったのである。そしておそらく植民地政府にとっても医療行政には、純粋に医学的な配慮だけでなく、命と健康という人間の生存にとって根幹をなす医療の面で主導権をにぎって、住民の支配をより確実にしようとする政治的な意図がはたらいていたと思われる。

ペストの衝撃

一九一〇年、ジャワのスラバヤでペストが発生し四人が死亡した。これが、一九一四年まで続く、ペストの流行の発端だった。これ以後、統計が得られる一九三九年までの三〇年間に三度の大きな流行があった。ペストの死亡者数は、マラリアやコレラなどとくらべるとずっと少なかった。しかし、インドネシアの人びとにとってペストははじめて経験する病であり、オランダ人にとっては、中世ヨーロッパで荒れ狂った、恐怖の記憶をよびおこすおそるべき病であった。

政府はかなり強引にペスト対策を実施した。まず、ペストに汚染された地域につうじる道路を閉鎖し、そこから外に出る人の衣類や持ち物すべてにガスによる「燻蒸《くんじょう》」やその他の消毒を施した。これは相当大規模におこなったようで、たとえば一九一三年の二月から三月にかけての丸一カ月のあいだに、ジャワだけで五万六〇〇〇人がこのような消毒の対象となった。家族のだれかがペストで死んだ場合、その家族はただちに家を退去し隔離キャンプに住まわされ、財産を没収され、ときには家を焼かれた。ペスト菌を媒介するネズミのすみかになりそうな家は燻蒸消毒を施され、あるいは建て替えや、ネズミのすみかになりそうなわら葺きの屋根をスレートに葺き替えることを命じられた。ジャワにおいて、実際に建て替えや改造をおこなった家の数は一五〇万軒を超えていたのである。

さらに、ペストで死んだという疑いがある場合には、ペストが死因であるこ

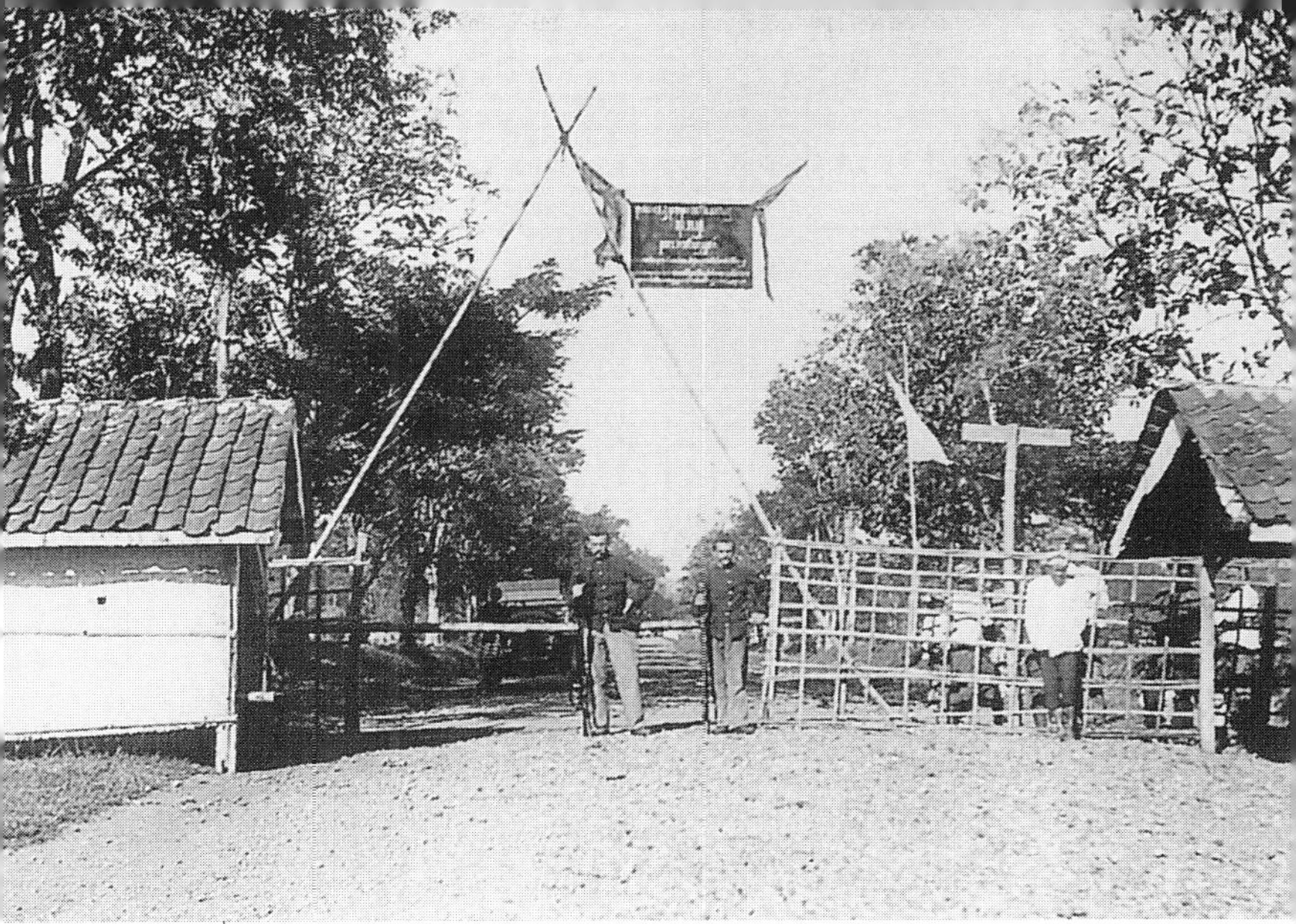

ペストの流行と検疫のための監視所
一九一一年三月、東ジャワにペストが上陸すると、政府はペストに汚染された地域とつながる道路に検疫のための監視所を設け、交通を遮断したり、通行人の衣服の消毒や焼却をおこなった。

とを確認するために脾臓《ひぞう》を切開する検死解剖がおこなわれた。たとえ病で肉体は死んでも、人びとの心の中では、死者の魂は生きていると信じられていたので、死体を切り開くことは死者を冒瀆《ぼうとく》する行為であり、親族や村人の目には想像を絶する野蛮な行為とうつったにちがいない。このため、人びとはペストの疑いがあることを報告しなかったり、検死解剖を拒否したり、あるいは解剖がおこなわれる前にこっそりと埋葬してしまう、といった行動にでた。検死解剖は最初の流行以来ずっと続けられたが、住民は植民地期の最後までこれを積極的に受けいれることはなかった。

日常生活のなかの疾病と西欧医学

これまで私たちは、インドネシアの住民が西欧医学にたいしてどのように対応してきたかを、死亡率が高い伝染病を取りあげてみてきた。しかし、住民がかかえていた健康上の問題はこのような伝染病だけではない。つぎに、住民が日常生活において、どのように西欧医学とかかわりをもったかをみてみよう。

住民が西欧医学にどのように対応してきたかを知るうえで、診療所の設置とその利用は非常に重要である。というのも、ヨーロッパ人医師がおり、入院施設をもった病院は大きな都市にしかなく、現地の住民は簡単には利用できなかったからだ。これにたいして診療所は県や郡単位に設けられた医療施設と、病院に付設された外来診療所からなっていた。もっとも、多数ある診療所のそれぞれがいつごろから設けられたかははっきりしない。治療はほとんどがドクトル・ジャワおよび特別の資格をもった現地人の医療スタッフによっておこなわれたが、なかには、ときどきヨーロッパ人医師が巡回してくる診療所もあった。このため、地方にゆけばゆくほど診療所の患者の多くは現地人で、ヨーロッパ人、中国人やアラブ人の患者は少数だった。診療所での治療がおもに現地人のスタッフによるものであるとはいえ、彼らの医療は西欧医学にもとづいており、彼らをとおして地方の住民が西欧医学に接する機会がずっと増えた。

一方で二十世紀の初頭になっても、診療所によってはほとんど患者がおとずれなかった場合もあった。たとえば西部ジャワのある診療所の場合、住民が西欧医学をまったく信用しておらず、ほとんど患者が来なかったし、また住民はどんな小さな手術でも拒否した。また、同じく西部ジャワのほかの診療所では、住民はいぜんとして西欧医学には敵意をもっていて、診療所を利用しなかったし、かなり重症の患者でも、行政当局が無理やり運び込まなければ病院に入院することもなかった。しかし、多くの地域で住民はしだいに診療所を、病院が利用できる場合には病院を、利用するようになった。以下に、『蘭領医学雑誌』に掲載された、診療所や病院の利用状況にかんする年次報告から、住民がどんな病のさいにそれらの医療施設を利用し、どんなときには利用しなかったかをみてみよう。

診療所で治療を受けた病のうち、多かったものは、マラリア、結膜炎やトラコーマなどの眼病、コレラ、チフス、赤痢、脚気《かっけ》、さまざまな皮膚病、潰瘍、疥癬、喘息《ぜんそく》、気管支炎、性病、狂犬病、毒蛇の蛇咬《だこう》、ケガなどであった。これらのうち、これまでほとんどふれてこなかったいくつかの疾病について説明しよう。

まず、眼病であるが、これは住民の日常生活のあり方と疾病との関係を知るうえで興味深い。二十世紀初頭の記録をみると、ジャワでは結膜炎やトラコーマなどの眼病患者が多かった。これにはいくつかの理由があった。雨が少なく乾燥した地域や、畑が多い地方、あるいは道路に面した場所では、とりわけ乾季には土や砂が舞い上がりやすくなり、これが目にはいって眼病を引きおこす原因となった。つまり、眼病の発生は開墾《かいこん》や道路建設など開発によって、樹木におおわれていない裸の土地の面積が増えたことと関係している。また、日常生活で、家の中で煮炊きする場合、換気口がないため煙やすすが家の中に充満し、それが目にはいって眼病を引きおこしたり、汚れた川の水で沐浴《もくよく》する習慣も眼病が多い原因となっていた。このほか、性病に由来する眼病もかなり多かった。ジャワでは盲目の人がかなりいたが、そのほとんどは以上に述べたことが原因で生じた眼病のせいであった。

眼病に関連して注目すべき点は、地域によってはかなりの人が手術を受けたことである。たとえば中部ジャワのマディウン州、ンガウィ県の病院では、一九〇六年に一〇八〇人の眼病患者がおとずれ、そのうち八三二人が手術を受けた。この県の人口は、「原住民」が二七万八〇〇〇人、ヨーロッパ人が四八〇人弱、「東洋外国人」が八七〇人であったから、手術をした人には少なからずジャワ人がふくまれていたはずである。これほど多くなかったにしても、目の手術は二十世紀にはいると、ジャワの各地でそれほどまれな治療ではなくなっていた。ケガの治療に外科的な処置をすることには、住民の側にそれほど抵抗がなかったかもしれないが、目の手術を受けることには、かなりの恐怖があったはずである。それでも、住民が手術にふみきったのは、それだけ手術を信頼し、また切実な問題でもあったからだろう。

つぎに、ケガの治療も比較的多かった。ケガの原因には普通の事故によるものもあったが、けんかによる傷害も多く、武器にはナイフのほかに銃も使われた。たとえば、東部ジャワのパナルカン地方の医療機関は、一九〇八年に一五三人のケガ人を治療したが、うち二八人は普通の事故によって、一二五人は傷害(うち八人は銃で撃たれた)によるケガであった。このような状況は、ジャワ以外でもみられた。眼病の場合と同様、外科的な治療を必要とするケガの治療には、人びとはあまり抵抗なく西欧医学を利用していたようである。

すでに紹介した『植民地報告』の事故死にかんする統計をみると、一八七三年までは「高所からの転落など」となっていた項目が、一八七四年以降には「他殺」に変わっていることを考えあわせると、十九世紀末以降には人間関係もしだいに殺伐《さつばつ》としてきたのかもしれない。二十世紀初頭ころまでのインドネシアについて私たちは、のどかで平和な農村風景を想い描きがちであるが、実際には見知らぬ人が集まる都市の発展、貧富の格差の拡大、貧困、植民地権力によるさまざまな圧迫などが、人びとの心に少しずつ苛立《いらだ》ちと緊張を生みだしていったようだ。

文明とその医療

人が命の危機や深刻な病におちいったとき、命と健康をどのように癒すのかという問題は、個人にとって究極の選択である。しかもこの問題の背後には、個人あるいはその個人が属する社会が共有する死生観、世界観、宗教つまり広い意味の「文化」があり、それと深くかかわっている。このため、新たな癒しの体系を受けいれることは、少なくとも部分的には、その背後にある文化をも受けいれることが普通である。今までみたように、ヒンドゥー(アーユル・ヴェーダ)やアラブ・イスラムの医療は、それらが単独で東南アジアに伝播《でんぱ》したのではなく、それらの背後にある文化・宗教といっしょにやってきたのである。

私はもう少しふみこんで、インドネシア(東南アジアといいかえてもよい)におけるヒンドゥー化やイスラム化といわれる文化・文明の伝播は、その重要な動機として、新たな癒しへの渇望《かつぼう》が東南アジアの側にあったのではないか、と考えている。

しかし、新たな癒しの体系がやってきたとき、その具体的な治療方法、つまり技術的側面については有効性を認めるが、背後にある死生観や身体観などがことなる場合には問題が生ずる。インドネシアにおけるヒンドゥーやイスラム的な癒しの場合のように、人びとが新たな文化や宗教も同時に受けいれるか、双方が歩み寄ってなんらかの妥協点をみいだすことができる場合もあるが、いつもそうなるとはかぎらない。西欧医学は伝染病や外科的な治療にたいしては有効で、インドネシアの人びとは、反発しつつもしだいに受けいれていった。しかし、検死解剖のようにどうしても認めることのできない医療行為もあった。これは、技術的な問題だけでなく、死者や死体にたいする観念が、西欧文化とインドネシアの文化とはまったくことなるからである。

インドネシアの人びとは、自分たちの価値観とすりあわせながら、西欧医学を少しずつ選択的に摂取してきた。そして、現在でもその過程は続いていると考えられる。このさい、インドネシアの文化と歴史に根ざした医療を捨て去ってしまうことはなかった。それどころか、伝統的な生薬であるジャムーの生産と販売は、現代インドネシアではますます大きな産業になっている。同様に、東南アジア諸国では、たとえ西欧医学にもとづく近代医療が利用できる場合でも、伝統医療が見捨てられることはない。これは、東南アジアの近代化・西欧化という大きな歴史の流れとも深くかかわっている。西欧医学は必ずしも「グローバル・スタンダード」として全面勝利したというわけではない。

日本では、明治の近代化・西欧化の時代に、西欧医学だけを正統医学として認め、東洋医学をはじめ、それ以外の医療を正規の医療とは認めない方針をとった。そのさい、西欧医学の背後にある世界観や生命観と、日本人のそれらとのあいだに葛藤《かっとう》や衝突がおこることはなかった。これは、アジアでは非常にめずらしい事例であり、日本の近代化=西欧化の大きな特徴である。医学にかぎらず、日本の近代化は、技術や制度を、それを生みだした文化と切り離して、実用性に着目して摂取してきた、といえるのではないだろうか。ただ、西欧世界において、従来の医学に代わる代替医療が見直されている状況を考えると、日本においても医療のあり方を、文化的・歴史的な問題をふくめて根本的に再検討する必要があるだろう。なぜなら、命をどう考えるかという問題は、社会の根幹にかかわる問題で、この点がゆらいでいると、社会全体が方向舵《ほうこうだ》も羅針《らしん》盤《ばん》も失った船のように漂流してしまうかもしれないからである。

あとがき

私は大学の学部・大学院で経済学を学び、卒業後もインドネシアを中心とした東南アジアの経済史を研究してきた。それが今、「病と癒し」という、ちょっと怪しげな響きをもつ問題にかかわるようになっている。もっとも、インドネシアの農業、鉱工業、商業、交易、土地所有などを主なテーマとする経済史の研究から、一挙に病と癒しの歴史に移ったわけではない。これにはいくつかの転機があった。そのもっとも大きな転機は、十数年前、私が原因不明の体の痛みに半年ほど苦しみ、「死」を意識し、死をみつめながら生活した経験である。この時まで私は健康には絶対的な自信をもっていて、死はいうまでもなく、病気についてさえ具体的に考えることなどほとんどなかった。

この経験が、自分の研究に影響を与えるとは当時はまったく思わなかった。しかし、私の関心は無意識のうちに、それまでの生産・消費、流通、交易などの数量的な把握と分析、土地所有の構造的な理解といった本来の経済史から、歴史のなかで、自分と同じように病や死の恐怖におののきながら生きたであろう人々の日常生活や、その生活を取り囲む環境問題などに移っていった。こうして私の研究は、東南アジアの人々がどのようにして健康と命を守り、つないできたのか、というテーマに少しずつ軌道修正しはじめ、気がついてみると、本書のような分野へすっかり足を踏み入れていたという次第である。

本書では、東南アジアの癒しにおいて重要な役割を果たしてきた生薬についてくわしく説明することができなかった。生薬は東南アジア文化の一角をになうと同時に、長い年月をかけて蓄えてきた人々の知恵の結晶でもある。現代医学や薬学は、今後もますます多くの薬品を開発してゆくだろう。それはそれで、癒しの方法が多くなるという意味では、歓迎すべきことである。しかし、化学的・人工的に作られた薬品が万能ではなく、副作用さえともなう可能性があることを考えると、生薬は、こうした薬品を補う代替薬としての意味をもっているる。この意味で、東南アジアにおける伝統生薬は、広い意味で人類の共有財産でもある。このように大切な生薬についての説明は別の機会にゆずりたい。

ところで、今日私たちが病院にゆくと、診察にはバリウムという重金属や時には胃カメラを飲み、心電図測定装置、レントゲン、磁気共鳴映像装置、エコー診断装置などの機械仕掛けの検査がおこなわれる。これらの検査を何回か受けていると、自分があたかも故障して修理工場に送られた機械か車にでもなったような気分になる。精密な診断のためにはこのような検査が必要かつ有効なのであろう。命の問題が、科学技術の発展につれて、人間の身体感覚や感情の世界から離れて、ますます機械論的で無機質的な存在としてあつかわれるようになってきた。これを医学の進歩といえるかどうか、はなはだ疑問である。百歩ゆずって、医療技術の進歩を認めたとしよう。しかし皮肉なことに、それにもかかわらず、病気の種類は変わっても、病気も病人も減ってはいないのである。このような現実も、私を「伝統医療」あるいは、多少の軽蔑を含んで表現される「民間療法」の研究にむかわせた、ひとつの理由である。

命がどのようにあつかわれているのかをみると、その社会の文化状況の一端がわかると同時に、これからその社会がどちらの方向に進もうとしているのかを知る手がかりを与えてくれる。この意味で、日本においても、健康ブームとは裏腹に、自殺や殺人事件が増加する傾向にあることは気がかりである。また、二〇〇一年九月十一日にアメリカでおこった同時多発テロと、それにたいしておこなわれたアメリカによる報復爆撃は、世界的規模で命の世界がますます無機質化し、命にたいする尊厳が希薄化してゆく未来を象徴しているように思えてならない。本書を書き終えて、このような不安がたんなる杞憂《きゆう》におわってくれればと願うばかりである。

二〇〇二年六月

大木　昌

参考文献

大木　昌「病と癒しの歴史――もうひとつのインドネシア史をめざして」『東南アジア研究』(京都大学東南アジア研究センター）第三〇巻第四号（一九九五年三月）四五七〜四七七
大木　昌「開発・環境変化・病――ジャワ史におけるマラリアの蔓延を事例として」『アジア経済』(アジア経済研究所）第四〇巻第五号（一九九九年五月）二〜二三
高橋澄子『ジャムゥ　インドネシアの伝統的治療薬』平河出版社　一九八八
立川昭二『病と人間の文化史』(新潮選書）新潮社　一九九〇（第一三刷）
山田憲太郎『南海香薬譜――スパイス・ルートの研究』法政大学出版局　一九八二
吉田正紀『民俗医療の人類学』古今書院　二〇〇〇
アンソニー・リード、平野秀秋・田中優子訳『大航海時代の東南アジア　I　貿易風の下で』法政大学出版局　一九九七

Abu Khadil, Asnan Wahyudi, *Kisari Wali Songo*, Surabaya, Karya, (n.d.).

Abdullah bin Kadir, *The Hikayat Abdullah : The Autobiography of Abdullah bin Kadir (1707-1854)*, Singapore, Oxford University Press, 1985 (1st. ed. 1849).

Anonymous, *Babad Tanah Djawi (Poenika Serat Babad Tanah Djawi wiwit saking Nabi Adam doemoegi 1647)*, translated by W. L. Ontlof, Dordrecht, Foris Publications, 1987.

Cœdés, G., *The Hindunized States of Southeast Asia,* edited by Walter F. Village, translated by Susan Brown Cowing, Canberra, The Australian National University, 1975.

Geneeskundige Dienst, "Eenige Statistische en Geneeskundige Jaarverslagen en ander Gegevens"（これは蘭印政府厚生省の年次報告で，次の雑誌の各号に掲載されている）, *Geneeskundige Tijdschrift voor het Nederlandsch-Indië (GTNI)*, Vol. 43 (1903) ; 44 (1904) ; 46 (1906) ; 51 (1911).

I Ketut Suwidja, *Inventarisasi Lontar Usada Pengobatan Tradisional Bali*, Singaraja, 1988.

Hydrick, J. L., *Intensive Rural Hyginene Work and Pulbic Health Education of the Public Health Service of Netherlands East India*, Batavia-Centrum, 1937.

Jones, Antoinette M. Barrett, *Early Tenth Century Java from the Inscription*, Dordrecht, Foris Publications, 1984.

Kreemer, Jr. J., "Volksheelkunde in den Indischen Archiple", *Bijdrage tot de Taal-, Land-en Volkenkunde*, Vol. 70 (1915).

Mochtar, Henny L. R. and Paul Permadi (eds.), *Sari Literatur Jawa I*, Jakarta, Departmen Pendidikan dan Kebudayaan, 1986.

Mrsden, William, *The History of Sumatra*, Kuala Lumpur, Oxford University Press, 1811 (reprinted in 1975).

Owen, Norman G. (ed.), *Death and Disease in Southeast Asia, Explorations in Social, Medical and Demographic History*, Asian Studies Association of Australia, Southeast Asian Publications Series, Singapore, Oxford University Press, 1987.

Ricklefs, M. C., *War, Culture and Economy in Java 1677-1726 : Asian and*

European Imperialism in the Early Kartasura Period, Sydney, Allen & Unwin, 1993.

Schoute, "De Geneeskunde in Nedelandsch Indië gedurende de negentiende eeuw", *GTNI*, Vol. 74 (1934) ; 75 (1935).

Zwaan, J. F. Kleiweg de, *De Geneeskunde der Menangkabau-Maleirs*, Amsterdam, Meulenhoff & Co., 1910.

写真出典一覧

Weerzien Met, *Indie 1*, Waanders Uitgevers, pp. 634, 636, 637, 639, 647, 649, 653［本書四三・四七・七七・一一二・一一三・一一七・一八一頁］

高橋澄子『ジャムウ　インドネシアの伝統的治療薬』平河出版社　一九八八　一三頁［本書六九頁］

Samengesteld Door Bea Brommer, *Reizend Door Oost-Indië: Prenten en Verhalen uit de 19*^{e}*eeuw*, Utrecht/Antwerpen, Het Spectrum, 1979, p.53［本書一四一頁］

J. L. Hydrick, Inter *Rural Hygiene Work and Public Health Education of the Public Health Service of Netherlands India*, Batavia Centrum, 1937, pp. 4-5, 6-7, 22-23, 26-27, 28-29, 34-35, 42-43［本書一四二・一四三・一五三・一五九・一六四・一六五・一七一頁］

E. Breton De Nijs, *Tempo Doeloe: Fotografische Documenten Uit Het Oude Indie*, Amsterdam, Em. Querido's Uitgeverij B. V., 1973, pp. 51, 95［本書一四五・一五一頁］

Peter J. M. Nas (ed.), *The Indonesian city: Studies in urban development and planning*, Dordrecht, Foris Publications Holland, 1986, pp. 118, 140［本書一四七・一四九頁］

著者提供［本書三五頁］

historia

008

病《やまい》と癒《いや》しの文化史《ぶんかし》

東南《とうなん》アジアの医療《いりょう》と世界観《せかいかん》

2002年9月10日 印刷

2002年9月20日 発行

著者：大木《おおき》 昌《あきら》

発行者：野澤伸平

発行所：株式会社 山川出版社

〒101-0047 東京都千代田区内神田1-13-13

電話03(3293)8131(営業) 8134(編集)

http://www.yamakawa.co.jp

振替00120-9-43993

印刷所：明和印刷株式会社

製本所：株式会社 手塚製本所

装幀：菊地信義

 ISBN4-634-49080-3